体の中の小宇宙

命をみつめる

杉田 昭栄 著

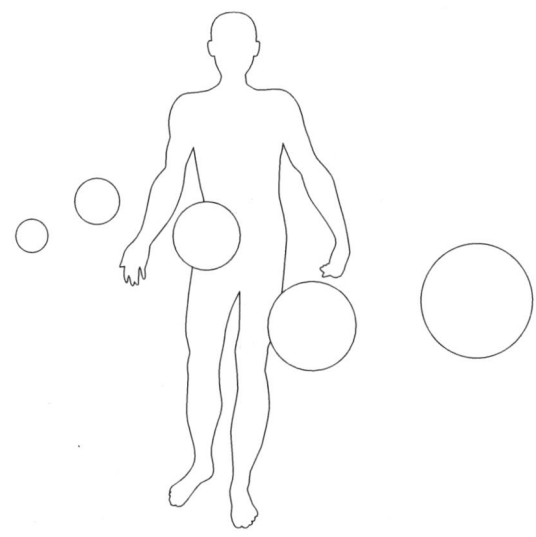

大学教育出版

はじめに

　人体の世界はその奥深い神秘さゆえによく小宇宙に例えられる。生命科学が多くの体の働きや仕組について明らかにしているし、その結果、健康管理や臨床医学にも十分役立てられている。しかし、宇宙の謎がまだまだ未解明なように体の不思議もまだまだ解明されていないことが多い。だからこそ多くの人は体に興味を持つのだろう。一方、最近の健康ブームで誰でも「人体の営み」に興味を持ちだしているし、新聞やテレビでもよく体や健康に関することを取り上げるようになった。しかし、普通の生活をしながら体の知識を仕入れる機会は意外と少ないように思う。
　さらに、最近の教育体系では高校における履修科目の設定が、進む大学の学部の受験に対応する最小限の科目だけを重点的に学ぶようになっているから、医学看護学系の学部を除いては生物はもとより人の体についての基礎を学ぶ機会がないのが現状である。最近、工学部の1年生を対象にした講義で、自分の体に関する知識を尋ねたら、体表はともかくも骨格やら内臓に関しては、かなり理解が不足していることが分かった。自分の体の営みを知ることはどのような専攻の学習をしようが、日常生活を営む上で大変重要なことだと著者は考えている。しかし、医学の知識あるいは体の知識を身につけたいと考えている人で、そのとっかかりを得る手がかりがなく困っている人もいると思う。なにかしら、ふらっと小旅行をしようとしても周辺マップがないとなかなか腰が上がらないのと同じようなものである。本書は体について知りたい、かといっても医学書はあまりにも重厚で手がでない、なにかとっつきがよくて体のことを全般に知りたい。本書はそのような人を対象に構成した。また、生物学のバックグランドを持っていない学生や一般の読者のために、日常の体に関係する具体的な話や例え話を多く盛り込んだ。章立になってい

るが各章は独立しており、どこからでも興味があるところから読み始められるように構成したつもりである。また、必要に応じて体の部位に関する病気やその原因についても簡単にふれて、日常の健康管理にも役立てていただくようにしたつもりである。

2001年2月　　　　　　　　　　　　　　　　　　　　　　　　著者

体の中の小宇宙
―命をみつめる―

目　次

はじめに ………………………………………………………………………………… 1

1 宇宙（体）を作る星たち（様々な細胞） …………………………………… 11
   1 生命の単位 ……………………………………………………………………… 11
   2 生命を営む細胞（細胞の営み：星の輝き） ………………………………… 12
   3 細胞の作り ……………………………………………………………………… 14
   4 働きや形から見た様々の細胞 ………………………………………………… 17
   5 細胞の寿命 ……………………………………………………………………… 20
   6 細胞の死（アポトーシス） …………………………………………………… 22
   7 細胞を取り巻く最近の話題 …………………………………………………… 23

2 宇宙（体）を支える支柱（骨） ………………………………………………… 26
   1 骨の作り ………………………………………………………………………… 27
   2 成人の骨の数 …………………………………………………………………… 30
   3 骨の働き ………………………………………………………………………… 31
   4 骨の矛盾 ………………………………………………………………………… 32
   5 骨は生きている ………………………………………………………………… 33
   6 骨と筋 …………………………………………………………………………… 33
   7 骨と文化 ………………………………………………………………………… 34
   8 骨を取り巻く最近の話題 ……………………………………………………… 35

3 宇宙（体）の動力（筋） ………………………………………………………… 38
   1 筋の種類 ………………………………………………………………………… 39
   2 筋の構造 ………………………………………………………………………… 40
   3 体のボイラー（骨格筋） ……………………………………………………… 44
   4 筋肉の疲労 ……………………………………………………………………… 45
   5 筋の活動性筋肥大 ……………………………………………………………… 46
   6 骨格筋を作る様々な性質をもった筋 ………………………………………… 47
   7 心臓のような働きをする骨格筋 ……………………………………………… 48

4 絶え間なく脈を打つ命の象徴（心臓） ……………… 49
   1 様々な動物の心臓 ……………………………………… 50
   2 心臓に直接出入りする血管 …………………………… 54
   3 心臓を動かす仕組み …………………………………… 55
   4 生涯の時間の流れと心臓 ……………………………… 56
   5 身近な心臓の病気 ……………………………………… 58
   6 血圧ってなに？ ………………………………………… 60
   7 血圧測定研究の昔話 …………………………………… 61
   8 脈は腕でしかとれないか？ …………………………… 62

5 宇宙基地の空調システム（呼吸器系） ……………… 63
   1 低くても高くても働きはどれも立派な鼻 …………… 64
   2 甘いささやきや怒りの音色を作る …………………… 67
   3 空気のとおるパイプ …………………………………… 68
   4 ガス交換をするシャボン玉のような肺胞 …………… 69
   5 肺に出入りする血管 …………………………………… 70
   6 肺の膨らみを助ける筋 ………………………………… 71

6 宇宙（体）を作る素材の仕入れや合成の工場（消化器官） ……… 73
   1 消化器官とその区分 …………………………………… 74
   2 口の中の装置 …………………………………………… 75
   3 唾液腺の働き …………………………………………… 77
   4 空気をとおさない食道 ………………………………… 78
   5 消化の始まり―胃 ……………………………………… 79
   6 小腸（十二指腸、空腸、回腸） ……………………… 81
   7 大腸（盲腸、結腸、直腸） …………………………… 82
   8 物質の処理工場としての肝臓 ………………………… 84
   9 豊富な消化液を生産する膵臓 ………………………… 86

7 宇宙基地の水資源リサイクルセンター（腎臓と排水システム・膀胱）… *88*

1. 腎臓の作り …………………………………………………………… *88*
2. リサイクルの実際 …………………………………………………… *90*
3. 腎臓の病気 …………………………………………………………… *91*
4. ダムのような貯水調節をする膀胱 ………………………………… *92*
5. 排水路としての尿道 ………………………………………………… *93*

8 新星（命）の誕生を準備する生殖器 ……………………………… *95*

1. 果てしない旅をする精子 …………………………………………… *95*
2. 長い道のり——精子の旅を助ける補助装置 ……………………… *97*
3. 大きさ $60\,\mu m$ の旅人——精子 …………………………………… *98*
4. 受精卵から出発する人の命 ………………………………………… *99*
5. 卵巣から飛び出た卵をうまくキャッチする卵管采 ……………… *101*
6. 子育ての始まり子宮 ………………………………………………… *102*
7. 人生の門出を作る膣 ………………………………………………… *104*
8. 性に関する最近の話題 ……………………………………………… *104*

9 宇宙（体）の環境を整える薬たち（ホルモン） ………………… *106*

1. ホルモンの働き方 …………………………………………………… *107*
2. ホルモンを作る場所とそのホルモン ……………………………… *108*
3. ホルモンの親分、視床下部と下垂体ホルモン …………………… *108*
4. 多量の水を再利用するバゾプレッシン …………………………… *111*
5. 助産婦の働きをするホルモン ……………………………………… *112*
6. 女性が生まれながらに持っている薬（女性ホルモン） ………… *113*
7. 男性らしさを作るホルモン ………………………………………… *114*
8. ストレスに立ち向かうホルモン …………………………………… *115*
9. 甲状腺ホルモン ……………………………………………………… *116*
10. 体内のホルモンとその作用リスト ………………………………… *117*
11. ピルとホルモン ……………………………………………………… *118*
12. インスリン …………………………………………………………… *119*
13. 脳とホルモン ………………………………………………………… *120*

10 宇宙（体）を守る兵士たち（免疫、血球） …………………… 122
- 1 免疫の歴史 ……………………………………………………… 122
- 2 抗体とはどんなもの …………………………………………… 124
- 3 免疫の機能・新星を守るバリア ……………………………… 126
- 4 免疫は諸刃の剣 ………………………………………………… 127
- 5 リンパ腺、リンパ管ってなんだろう ………………………… 128
- 6 脾臓 ……………………………………………………………… 129
- 7 体を守る血球 …………………………………………………… 130

11 宇宙（体）を操る指令塔（脳） ………………………………… 132
- 1 脳の構造・機能 ………………………………………………… 133
- 2 脳を作る細胞 …………………………………………………… 137
- 3 妊娠に気づかぬうちに形成される脳 ………………………… 138
- 4 脳を養う血管 …………………………………………………… 138
- 5 脳を守る膜と液 ………………………………………………… 140
- 6 脳と栄養分 ……………………………………………………… 141
- 7 精神疾患と脳 …………………………………………………… 143

12 宇宙基地のレーダー（感覚器） ………………………………… 145
- 1 ビデオカメラのような眼 ……………………………………… 145
- 2 空気の振動を感じる聴覚 ……………………………………… 148
- 3 天変地異があっても我を忘れない平衡感覚 ………………… 150
- 4 化学感知器のような鼻粘膜 …………………………………… 151
- 5 酸いも辛いも舌から …………………………………………… 152
- 6 体一面に張られた感覚ネット ………………………………… 153

13　宇宙（体）の終焉（脳死、心臓死） ………………………………… *156*
　　1　死の三兆候 ……………………………………………………… *158*
　　2　脳死とは ………………………………………………………… *160*
　　3　脳死の判定 ……………………………………………………… *161*
　　4　脳死と法律 ……………………………………………………… *164*
　　5　脳死と植物人間の違い ………………………………………… *165*
　　6　もう1つの死・尊厳死 ………………………………………… *167*

おわりに ……………………………………………………………………… *171*

付録図表 ……………………………………………………………………… *173*

体の中の小宇宙
―命をみつめる―

1 宇宙（体）を作る星たち（様々な細胞）

　人の体は驚くほど精密かつ複雑な構造をとっている。生命科学やロボット工学が発達した現代においても、人体を人工的にそっくり再現することはできない。いや、人体をつくる最小単位である細胞一つを作ることもできない。このような精巧かつ複雑な人体は様々な働きをする幾種類もの細胞が集まって出来ている。少なくとも成人の体は様々な働きをするために分化した60兆個もの小さな細胞から出来ていると言われている。しかし、その全てはたった1つの精子と卵細胞の合体によってできた受精卵に由来する。つまり、どんな大きな生物でも生命の始まりは、1個の精子と卵細胞から生じるのである（図1-1）。ところで、宇宙を知るには個々の星を知り、それらの関係について考えていくが、体の世界を知るのもまずはそれを作る基になっている細胞について理解する必要がある。そんなわけで、まずは私たちの体を構成する細胞について考えていくことにする。

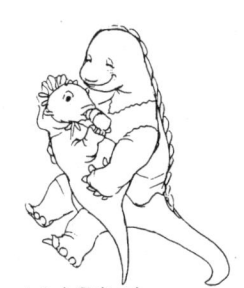

たとえ恐竜でも
初めはみんな赤ん坊

図1-1 大きな体をもつ恐竜も卵から

1　生命の単位

　生物体が細胞という単位からできているという考えは、1665年、イギリスの物理学者ロバート・フックがコルクで細胞を見つけたことから始まる。彼は、コルクを薄切し、顕微鏡で見たらコルクが小さな無数の仕切りで出来ていることを発見した。それを小部屋（cell）と名づけた。これが最初の細胞

の発見である。しかし、生物がこのような小さな単位で構成され、さらにそれぞれに生命機能があり、それが生命体の最小単位であるという考えは 1838 年にドイツの科学者シュライデンが植物細胞で、翌 1839 年シュワンが動物細胞で提唱した「細胞説」に始まる。彼らが提唱した、植物や動物にかかわらず全ての生命体は細胞という生命現象を営む小さな単位からできているという細胞説は、現在、全ての生命科学の基礎になっている。

　それでは私たちの体を作っている生命体の単位である細胞とはいったいどんなものをいうのだろうか？　人間の体を例にあげれば皮膚、頭髪、骨、心臓などの組織や器官を構成している最小単位は細胞である。その各々を例にあげればきりがないし、それら多様な細胞は個性的に見えるが、その反面次のような共通した性質が見られる。

2　生命を営む細胞（細胞の営み：星の輝き）

　生命を営むわけだから、私たちの体が感覚、運動、摂食、排泄をするように、細胞もたった 1 個で次にあげるような様々な働きを持っている（図1-2）。いわば、これらの働きは天空に様々な輝きを見せる星のドラマのようなものである。

① 物質の取り込み（栄養をとる）
② 呼吸・代謝（栄養を消費する）
③ 運動能力（移動、動き）
④ 成長と増殖（大きくなる、増える）
⑤ 排泄（老廃物を出す）
⑥ 知覚と伝達（外界の刺激を感受する）
⑦ 刺激の伝達
⑧ 分泌（必要なものを作る）

ゾウリムシやツリガネムシなど 1 つの細胞で生命現象を営む単細胞生物では、1 個の細

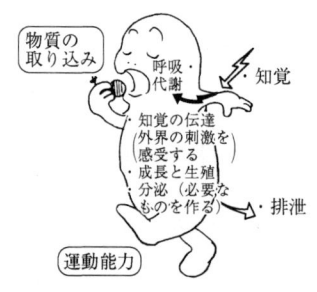

図1-2　いろいろな営みをしている細胞

胞が前述の全ての特徴を備えている。ひとつひとつの働きの効率は悪いにしても、それらの単細胞生物は細胞1個で生命活動を営む全能力を有していることになる。他方、人間のような多細胞生物では、多様な細胞が役割分担をしている。生物が進化するほど体を構成する細胞は、何でも屋の細胞から専門家の細胞に分化していくのである。その方が活動の効率が良いからである。まさに、体は最新の技術で作られたエンジンやコンピュータを備えたアメリカが誇るスペースシャトルの様なものである。しかし、これら仕事が細分化した細胞は残念なことに、単細胞生物のように単独では生きられない。したがって、その小さな生き物（細胞）が協力しあって身体の生の営みを作っている。このような協力体制が人体を構成するまでにいくつかの構造的かつ機能的な段階がある。ある同じ働きを持つ細胞だけが集まったものを組織、その組織が別の細胞集団の組織と一緒になり、ある働きをするための構造になったものを器官という。さらに、いくつかの器官が集まって器官系というものになる（図1-3）。

総合病院などは呼吸器内科（呼吸器系）、脳神経外科（神経系）、消化器外科（消化器系）など器官系に分けて診療科を設けているところが多い。

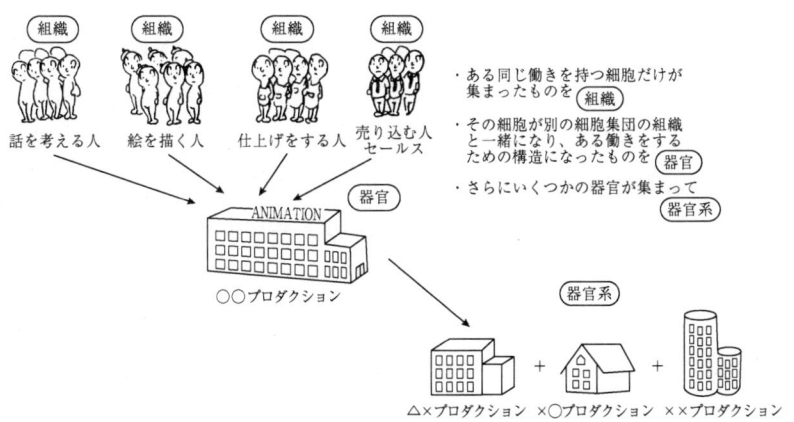

図1-3 細胞、組織、器官および器官系の概念

最後に、この器官系がいくつも集まり、生命体である人体が存在する事になる。例えば、消化器系を考えた場合、胃の上皮を構成する細胞を単層円柱上皮細胞、それが集まったものを上皮粘膜組織、それに筋層などの組織をいれ、胃という器官になる。同じ考え方で小腸や唾液腺、肝臓も器官である。それらをまとめて消化器系という。生命を得るにはその他、神経系、骨格系、呼吸器系、泌尿器系などいくつもの系が必要である。これは宇宙に銀河系や太陽系があるようなものだろうか。

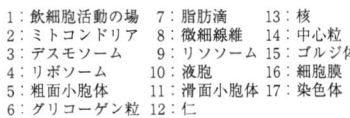

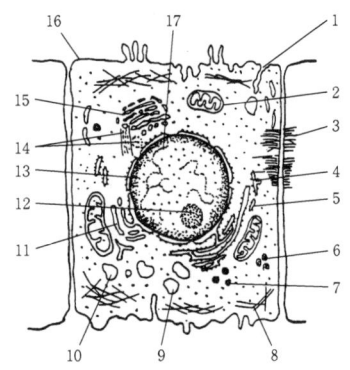

図1-4　細胞の基本構造

3　細胞の作り

私たちが、一人ひとり顔つきや性格が異なっていても、骨格や内臓はどんな人でも同じ様にできているわけで、体をつくっている細胞も働きによってだいぶ形や性質が異なるものの、共通な仕組みが多く見られる。この仕組みの研究は1943年ルスカ（ドイツ人）によって試作された電子顕微鏡が実用化され1950年以降、飛躍的に進歩した。細胞が生きていくため、私たちの体のように皮膚、骨、肝臓、肺に相当する細胞内構造物が多く見つかったのである。それらの構造物を細胞内小器官（オルガネラ）という（図1-4）。細胞の中に見られる細胞内小器官は、それぞれ分業を行いながら1つの細胞にまとまって、体に必要なものを作ったり、分解したりしているから、細胞は精密工場にも例えられる（図1-5）。

以下、いくつかの細胞内小器官の働きをあげる事にする。

細胞膜：細胞を保護したり、外部からの刺激あるいは情報を感じたりする

1 宇宙(体)を作る星たち(様々な細胞)　15

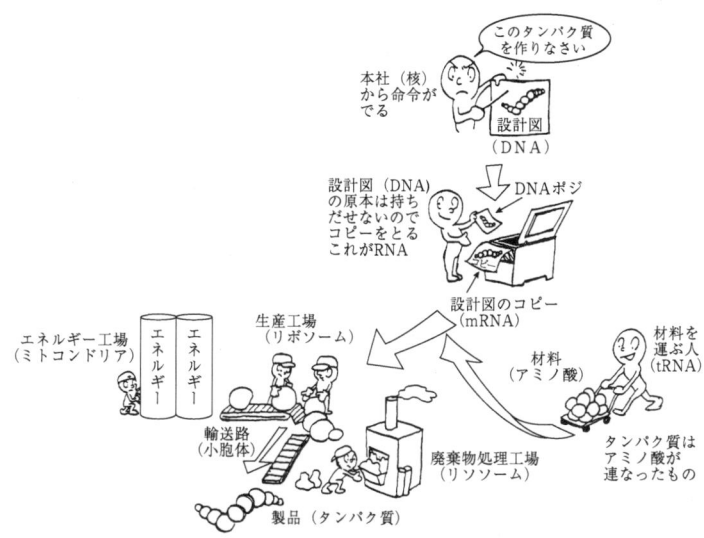

図1-5　精密工場にも例えられる細胞の中

皮膚の役目と、腸のように栄養をとる役目をすると同時に細胞内代謝産物を出す排泄機能を併せもっている。膜は糖質層、脂質層、タンパク質層より構成される二重の構造をなし、積極的に物質を取り込んだり出したりする様々なポンプの仕組みを持っている(図1-6)。この働きで有名なのがナトリウムポンプである。細胞膜内外のNa^+勾配はグルコースやアミノ酸を細胞内に輸送する細胞膜タンパクのポンプを動かすために使われる。

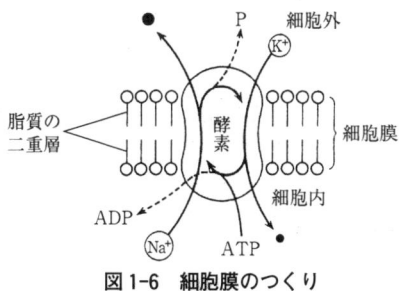

図1-6　細胞膜のつくり

核：核の中にあるデオキシリボ核酸(DNA)は細胞が増える時、新しく生まれ変わる時、遺伝情報を組み立て(設計図)、何をどのようにつくるか指令

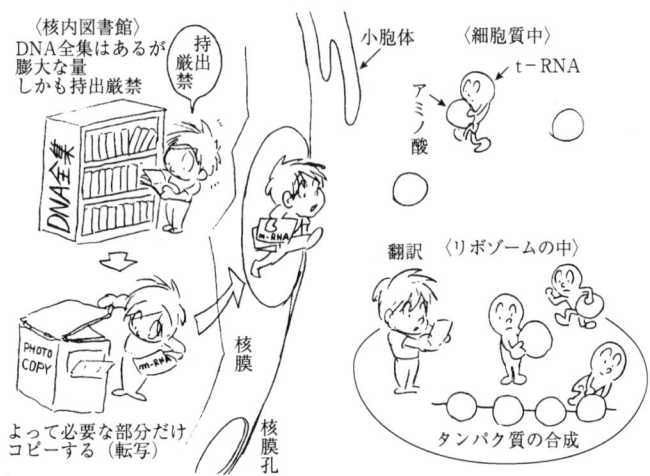

図 1-7　細胞核の仕事

する。その指令をメッセンジャー RNA（mRNA）が読み取り、それを基にリボゾームでタンパク質を合成する。このように核は細胞の設計図をしまっておく宝箱とも言える（図 1-7）。

　ミトコンドリア：細胞が機能するために必要なエネルギーを呼吸作用（酸素により有機物を燃焼）で物質を分解する事により作るところである。このような営みを内呼吸という。

　リボゾーム：小胞体についた小さな顆粒だが、その働きは重要で細胞や体に必要なタンパク質の合成を行う工場である。このリボゾームはタンパク質、脂質が RNA より作られている。

　リソソーム：細胞の中の不用なものや毒を分解する働きをする。体に例えるなら肝臓や腎臓のような役目をしている。

　小胞体：細胞でできたものを運ぶ通路である。つまり、体の血管のような役目をしていることになる。

　このように、細胞内に様々な器官が存在するのだが、その細胞にも骨組みがあるのだろうか？　実は細胞には細胞内骨格という骨組みがある（図 1-8）。私たちの体の骨格のようなガッチリした骨組みではないが、それに相当する

微細構造があることが電子顕微鏡のレベルで見ることができる。また、現在は特殊な染色や蛍光顕微鏡でもそれを観察できるようになった。その細胞内骨格は細胞内に立体的に配列し、細胞の構造を支え、細胞の運動や形を維持するのに役立っている。それらは微小管とか微小線維と呼ばれている。微小管の太さは約 25 nm（ナノメートル）（$25/10^{-6}$ すなわち $25/1,000,000$ mm）で、微小線維はさらにその 1/10 で、とても小さなものである。これらの細胞内骨格は細胞運動にも必要である。

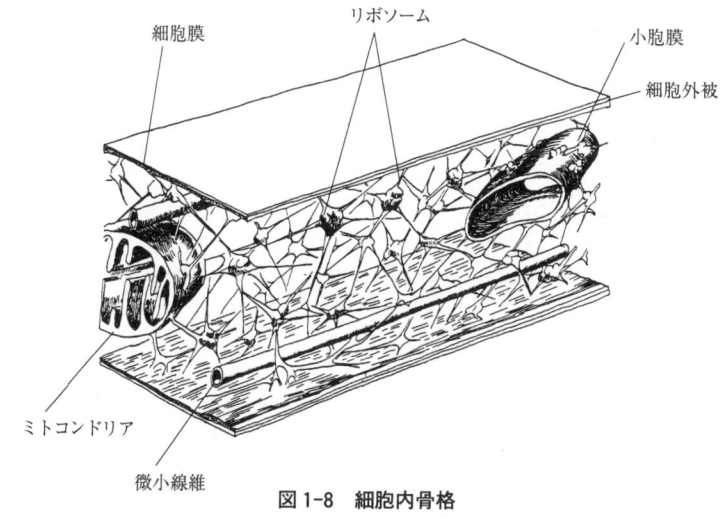

図1-8　細胞内骨格

4　働きや形から見た様々の細胞

誰にでも心臓や肺があるように、どんな細胞にも核やミトコンドリアがあることは前述のとおりである。しかし、各人には容姿の特徴や仕事の違いがあるように細胞の働きにも様々な特徴がある。まさに、人体はプロフェッショナルな細胞の集合体である。さて、それでは私たち人体にはどのような専門的な働きをする細胞があるのだろうか？

身近なところで考えるとミルクをつくる細胞（乳腺細胞）、唾液をつくる細胞（唾液腺細胞）、皮膚を構成する細胞（上皮細胞）、血管の内壁を構成する

細胞（内皮細胞）、骨を構成する細胞（骨細胞）、情報を伝える細胞（神経細胞）、血液の白血球や赤血球も細胞である。従って、数えあげればきりがない。これからいくつかその例を見ていくことにする。まずは、細胞の大きさについて考えてみよう。

(1) 細胞の大きさ

細胞によって多少大きさが異なっている。赤血球は10μm以下だし、神経細胞は15〜100μmの幅で大きさが様々である。また、ヒトの坐骨神経の神経細胞のように軸索の長さを含めて1mもの大きな細胞もある。図1-9を見るとよくわかるように、細胞の大きさは赤血球からダチョウ卵まで変化に富んでいる。なおμm（マイクロメートル）とは1mmの1/1000単位である。

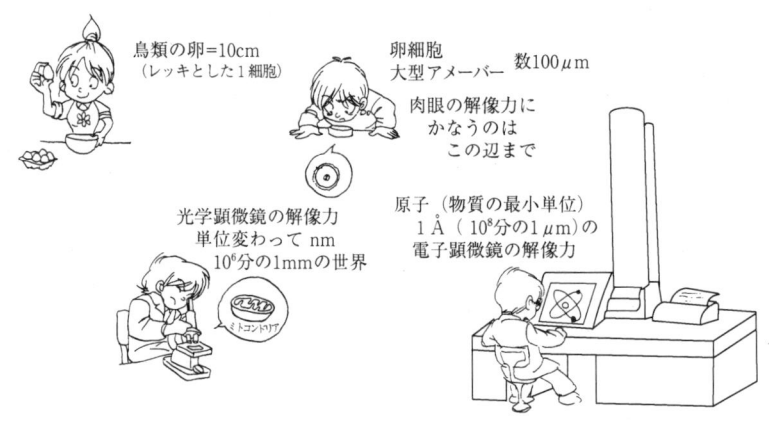

図1-9　細胞の大きさ

(2) 消化活動を営む細胞

唾液、消化酵素、酸、粘液は、いずれも消化管の細胞で作られたものである。例えば、成人において唾液は1日約1ℓ分泌されるが、それを作る細胞は図1-10のような細胞である。唾液は自然にでているのではなく、細胞が積極的に働く（生産）結果なのである。細胞で合成された粘液が顆粒状になって細胞からでていくのである。

1 宇宙（体）を作る星たち（様々な細胞）　　19

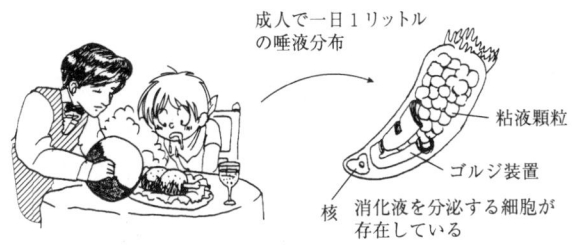

図1-10　唾液とそれを生産する細胞

(3) 味や匂いの刺激を受け取る細胞

　動物や人の鼻腔の天井には嗅粘膜（嗅上皮）というものが存在している。そこには匂いを嗅ぐための細胞がびっしり集まっている。匂いを受容するのは匂い物質が鼻から自然に浸み込んでいくのではなく、匂いを受容する細胞の働きによって積極的に受容されているのである。そのために細胞は特殊な線毛を持っている（図1-11）。味を受容する細胞も嗅覚受容と似たような仕組みを持っている。

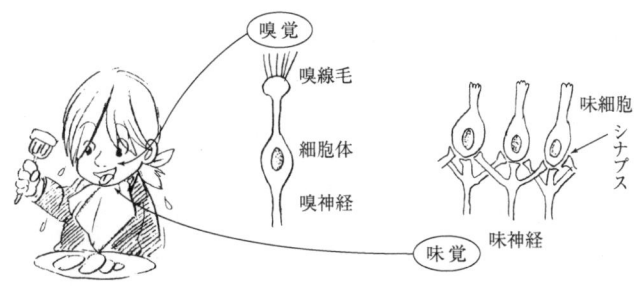

図1-11　味を感じる細胞、匂いを感じる細胞

(4) 血管を作る細胞

　血管は体に栄養や酸素を運ぶ血液の通路である。血管の最も内側には内皮細胞といって、扁平な細胞でできており、この細胞が歩道の敷き石のように組まれ、内壁を作っている。その外側には平滑筋細胞でできた筋層があり、血管の収縮や弛緩はこの構造が作り出している（図1-12）。特に、動脈は心

臓からの圧に耐えるため、この筋層が厚く
弾力性がある。このように血管と言えども、
お互いの特技を生かした幾種類もの細胞で
作られている。

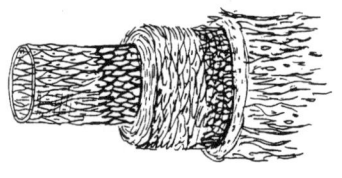

図1-12　血管を構成する細胞

5　細胞の寿命

　1日の内に、私たちの体の細胞の総数の2％が死んで消えていくとされている。そのかわり何千億という細胞が新しくできそれを補っているわけである。現在は日本人の平均年齢が男性78歳、女性83歳という時代であるが、この長い人生の間に私たちを作っている大部分は何度も生まれ変わっていることになる。1番入れ替わりの激しいのは皮膚、骨髄、腸管、男性の性腺を作っている細胞たちである。組織によって細胞の寿命は異なるが、いくつかその例をあげると以下のようになる（図1-13）。

　皮膚：2～3日、腸の上皮細胞：2～3日（1日約250g分死滅）、白血球：2～7日、赤血球：100～120日（新しい赤血球は1秒間で200万個以上作られる）、頭髪：数カ月から数年（1日50～100本失われる、3～5年で全て生え

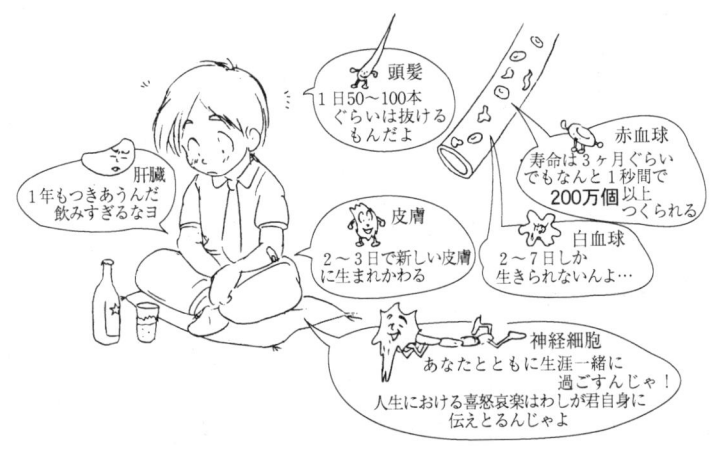

図1-13　細胞の寿命

1 宇宙（体）を作る星たち（様々な細胞）　21

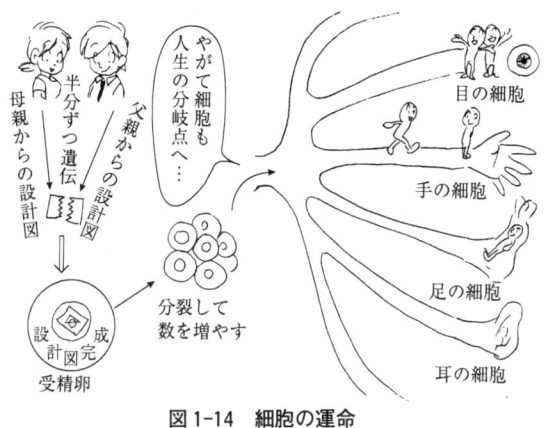

図1-14　細胞の運命

変わっていることになる）、肝細胞：約1年、神経細胞：ほぼ一生と考えられている。

　ところで、細胞の誕生は初めは1個の受精卵により起こることは前述のとおりであるが、その後は分裂という形をとって数を増す。1個の受精卵が何十兆個にもなるのである。そして、各々の宿命を核の染色体にあるデオキシリボ核酸（DNA）という設計図（遺伝情報）に従い、同じ性質の細胞を増殖させたり、新たに必要とされる細胞に分化していくのである。遺伝情報を持った染色体は対になっており（ヒトの場合常染色体22対、性染色体2個）、細胞分裂の時に対が分かれて片方づつが各々の娘細胞（生まれる細胞）に組み込まれる（図1-14）。そして、その遺伝情報を読み取ったmRNAがDNAの鋳型のような役目をし、同じ遺伝情報をもった細胞を作る。したがって、体の中での細胞の増え方は、カエルの子はカエルの方式であってトンビがタカを生むような方式は癌などの原因になり好ましくないようだ（図1-15）。

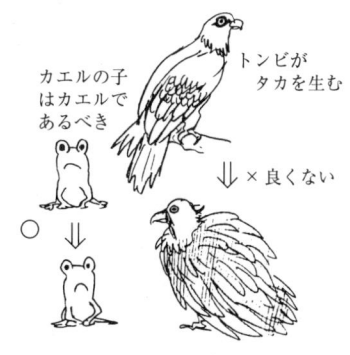

図1-15　保守的な方がよい遺伝情報

6 細胞の死（アポトーシス）

　細胞の寿命のことを述べたが、細胞は自ら死んでいく機能（機能的細胞死）をもっている。その仕組みは核のなかにあるデオキシリボ核酸（DNA）というものが、DNA分解酵素によってバラバラになって、新たな細胞を作る能力や自分の特徴をだす生産物を作れなくなることにより起こる。いわばプログラムされた死である。そのよい例が胎児の時に指の間に形成される指間間充組織の細胞死である。これは水鳥などで見られる水かきの原基で、水鳥はこれがそのまま成長して残るのだが、人間を含めた哺乳類や水かきの無い動物では胎児の時あるもののその後アポトーシスで死滅して指が分かれる（図1-16）。もし、これがそのまま残っていたら人間も水泳の得意な動物となったかもしれない。

　もっと身近なアポトーシスは、イモムシがチョウに変態するとき、イモムシの蠕動運動をになっていた筋肉は短日のうちに消失することや、オタマジャクシがカエルになるとき運動器官だった尻尾は、みる間になくなっていくことなどに見られる。これらの筋肉細胞の死は病的なものではなく、生物の変態・分化・発生に不可欠の生理的な現象である。

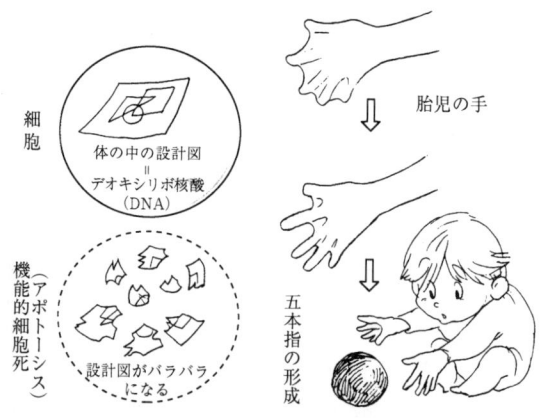

図1-16　機能的な細胞死

現在、この仕組みを逆利用して癌細胞を殺す研究が盛んに行われている。つまり、細胞が自ら死滅していく原理を理解し、その仕組みを癌細胞に起こさせ癌細胞が生きていけなくなるようにすればよいのである。

7　細胞を取り巻く最近の話題

(1) 遺伝子治療

本来あるべき遺伝子が生まれながらにして無いことが原因となっている病気を治すとき、欠損している遺伝子をベクターという外部からのDNA分子に組み込ませて細胞内に導入してやる。欠損していた遺伝情報を得た細胞はあたかも以前からその遺伝子があったかのように正常な働きをするようになり病気が治る。

(2) 遺伝子組み替え

本来ない遺伝情報をもったDNA断片あるいはプラスミドという遺伝情報の運び屋を利用して細菌などに新たな情報を含んだDNAを持たせてしまうことをいう。例えば大腸菌はインスリンを作る遺伝子を本来もっていないが、大腸菌の中にインスリンを合成する遺伝子を入れてやると大腸菌はそれとは知らずにインスリンを合成する。

(3) クローン

クローンという言葉は1996年英国のロスリン研究所によるクローン羊「ドリー」によって一躍世界の注目を浴びた。卵細胞の核をとりだし別の細胞の核や分裂中の割球に入れると卵細胞はあたかも入れられた核を自分の核と信じて、その中の遺伝情報に従って発生分化していく。この方法を使えばいくつもの卵に同じ遺伝形質をもった細胞の核を入れ、同じ遺伝情報で作られた生き物（クローン）、つまりコピー生物がいくつもできることになる（図1-17）。一卵性双生児も広い意味ではクローンといえる。

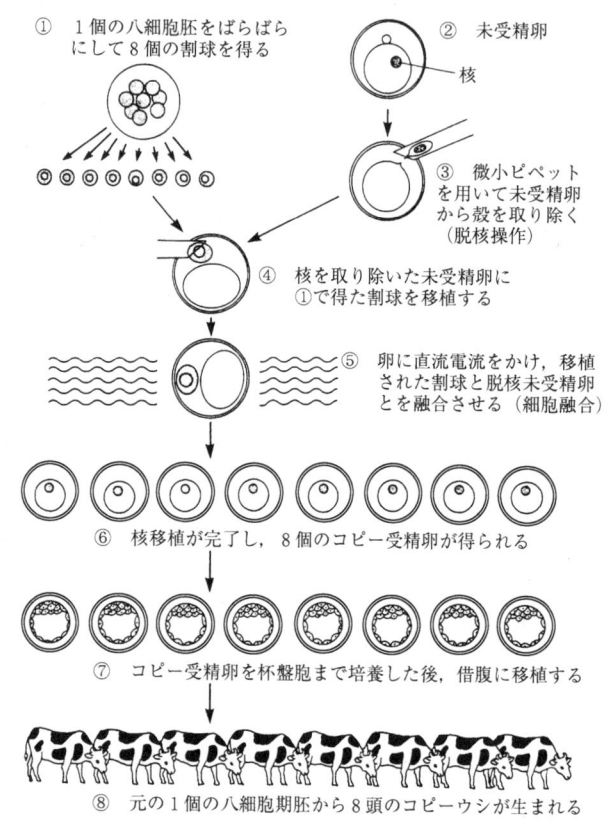

図1-17 クローンのでき方（ウシの例）

(4) 受精卵移植

　体外に卵細胞を取り出し、試験管内で人工的に受精させる。これによって作られた受精卵を妊娠に備えるように調整された別人の子宮に移植してやる。この方法は子宮や女性生殖器に障害がある不妊女性に子供を授けることでは有効である。畜産や動物の分野では遺伝的に良質の形質をもったオス精子とメスの卵をいくつも受精させ、普通のメス何頭にも移植し、一度に多量の良

質な動物を生産させることに応用しており生産性の向上に役立っている。

(5) 癌細胞

細胞には変わりがないのだが、歓迎できる細胞ではない。癌細胞は、遺伝子が変異を起こし、それが何度も繰り返され変異が大きくなり、体に馴染まない細胞となったものをいう。現在、日本人の死亡率では癌が非常に高くなっており、30％を占めている。数値では毎年約25万人の人がガンにより死亡していることになっている。まさに恐怖の細胞といえる。

(6) ゲノム

生命の設計図が精子や卵から受け継がれるわけだが、その設計図の情報、すなわち遺伝情報を「ゲノム」という。この情報の基本は遺伝子であり、この遺伝子の情報に沿ってメッセンジャーRNA（mRNA）が作られ、その情報（アミノ酸配列が示されている）に従って、アミノ酸を結合していき、特定のタンパク質を作る。最近、ゲノム解析が盛んに行われているが、要はヒトや生物の遺伝情報を明らかにすることをゲノム解析という。

2003年にヒトゲノムの解読が99％完了した。その結果、人間の遺伝子の推定総数は3万2,000個、それを構成する化学物質（塩基）の数は30億7,000万個であることが判明した。ついに人間の設計図が判読されたのである。

(7) 胚性幹細胞

受精卵の細胞分裂が始まって数日後の胚から、体を構成するすべての細胞の発生源となる部分を取り出し、増やした細胞。細胞がどんな組織になるか運命づけられる前の細胞。万能細胞とも呼ばれ、血管や心筋、神経などを変化させることができる。この細胞を使って、移植に必要な組織を作り出すことができる日が近い将来やってくるだろう。

2 宇宙(体)を支える支柱(骨)

　表題に宇宙(体)を支える支柱としたが、私たちの首にある第一頚椎は環椎(atlas)といい、ギリシア語で「地球を支える巨人」という語源をもっている(図2-1)。しかし、21世紀は宇宙科学の時代ともいわれ、アメリカを中心に各国が共同で宇宙基地を建設する予定であるが、その広大な構想を実現する人類の英知を作りだす頭脳を支えているのが頚椎であり、現在では「宇宙を支える巨人」という方がふさわしいような気がする。ちなみに、判断の過ちをしないように周囲をよく見渡せるように首を回すための第二頚椎は軸椎(axis)と呼ばれる。願わくは、世界のリーダー達は、よくこの軸椎を使って、世界の平和を展望した宇宙開発をしてもらいたいものである。
　さて骨組織の起源は、およそ3億年前に棲息していたアスピジンという甲冑魚の外骨格から始まる。そもそも生物の進化において始めから骨をもった動物が誕生したわけではない。環境に適応する中で、体を支える必要が生じた動物が体表に身に付ける外骨格という装置を見出したが、これが骨の起源なのである。海洋に棲む甲殻類などは外骨格を持つ動物のよい例である。中でも生きた化石として知られるカブトガニは有名である。外骨格は体を支えると共に、外敵から身を守る鎧の役割をするが、成長するにつれ脱皮をしなくてはならず、この間の休止期に外敵に襲われる危険があるといった不都合な面もある。したがって、このような動物と異なる進化をした動物が現れた。彼らは、外骨格の制限を受けずに大きく成長でき、可動域の広い関節を持つ内部骨格を形成するようになった。これらの動物は、生活圏を海洋から陸上へ移すが、陸上生活に対応する

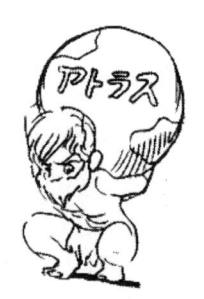

図2-1　地球を支える巨人

ため加重された体重を支持し、運動をより活発にするため関節や筋肉と共同で運動器として、また海中に必要なだけあった豊富なカルシウムを陸上で補充するための貯蔵庫として、さらには造血の場として内部骨格を利用するようになったのである。また、体内の柔らかく大切な臓器を守る鎧としても重要な役目を担っている。

骨格は、体の支柱として実に精巧にできている（図2-2）。大腿骨や上腕骨などは竹の幹のように、中は空洞になっている。なぜならば中に腔を作っている方が重さも軽く、力学的にも丈夫だからと考えられている。私たちの体重で骨格の占める割合は約18%である。例えば、体重70 kgの人の骨の重さは約12.6 kgの計算になる。さて皆さんの骨の重さはどれくらになるのだろうか？ 骨折り損には決してならないから、計算してみることをお勧めする。

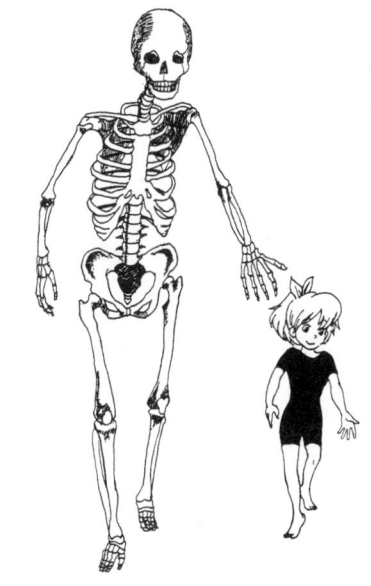

図2-2 体の支柱としての骨格

1　骨の作り

骨の作りを表面から見ていくことにしよう。私たちは、自分の骨を見ることは出来ないが、動物の骨はなにも理科室や医学部の解剖学教室など特殊な場所を訪ねなくても容易に見ることが出来る。鶏のモモや手羽を食べたことのある人だったら最後に残った骨の感触を思いだして頂けることと思う。また、焼き魚を食べる時もしかりである。この時出会う骨は硬いけれど金属のような無機的な感じはしない。また、骨端はコリコリしているが歯が立つ。これは骨端に関節軟骨がついている場合が多いからである。

さて、ヒトでも動物でも骨の一番表面は骨膜という結合組織からできた膜

で覆われている（図2-4）。骨折の修復にはこの膜が大活躍をする。すなわち、この部分から骨細胞が分化していき、骨の形成や修復をするのである。その下にあるのが緻密質といい、骨らしさを作っている部分である。この部分はカルシウムやリンなどの骨らしさを作るのに必要な物質が豊富なところである。その内側には海綿質といい、スポンジのように隙間があるものの細い骨の柱（海綿小柱）が無数に、お互いが架橋を作っている部分がある。これとは別に長骨の中心は骨髄といって血球を作る重要な部分がある。このように、外見上は全くの支柱にしか見えない骨であるが、その中は様々な営みをしている（図2-3）。

さらに、骨といえば細胞とは縁がないように考える人がいるかもしれない

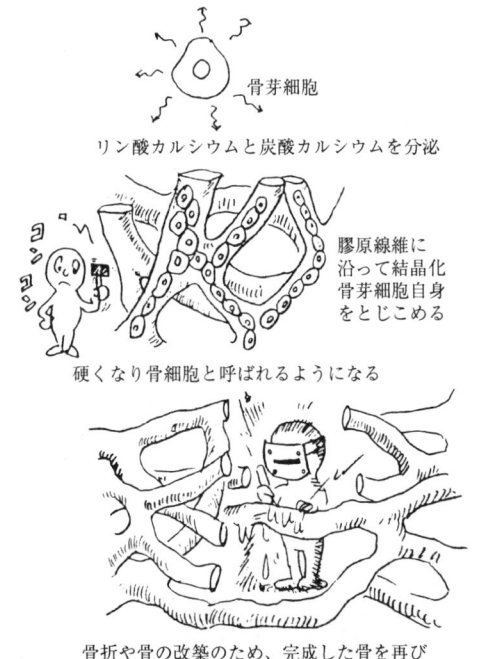

図2-3　骨細胞の働き

が、体の他の部位と同様に多くの細胞からできている。それらの細胞は骨細胞、破骨細胞、骨芽細胞と呼ばれるものである。骨の形成は骨芽細胞から作られる柔らかい基質とコラーゲン線維が基になる。これを細胞基質（マトリクス）という。ここにカルシウム、リンなどが塩となって沈着して骨の硬さを作る。骨芽細胞は骨細胞となり規則的に血管の周囲に並び骨単位を形成する。実際、骨はこの骨単位の集まりになっている。骨芽細胞が分裂様式を間違えると骨の癌である骨肉腫となる。悪い例だがこれも骨が細胞でできている証である。破骨細胞は古くなった細胞や組織をいったん壊して新しい骨組織をつくる準備する（図2-3）。そのためにそれを養うための血管がある。この血管は、骨細胞が規則的に並んでいる中心にあり、栄養供給をより効率的に行うことができる。発見者の名前をつけてハバース管と呼ばれる（図2-4）。ハバース管を横につなぐのがフォルクマン管である。これらは炭鉱の縦抗と横抗のような関係である。骨と言えども血液の栄養が補充されないとその細

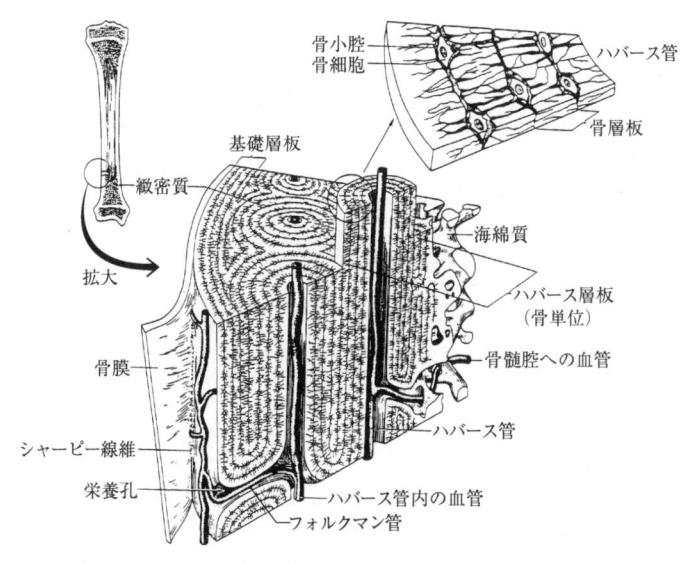

図 2-4　骨の構造（河野ら、1993）

胞が死に、それらが作っている基質もなくなり、中のミネラルが抜け次第に腐ってしまう。結核菌やウイルスの感染により骨組織が破壊され骨が腐っていく病気もある。脊椎カリエスなどはその典型である。死んだ生き物の骨が残るのは骨が腐る時働く酵素や菌も速やかに力を失って、中のミネラルが溶け出さないでそのまま結晶として残るからであろう。一方、麻薬やシンナーの常習者が死んで火葬された場合、骨の形が残らないと聞く。麻薬によって心身はもとより骨まで蝕まれるのである。

2 成人の骨の数

自分の体を構成する骨はいくつくらいあるのだろうか（付録図2に概略を示す）？ 子供のころ数を数える時、指折りで数えたものだが、骨を単位にして数えると5本の指だけで14個も数えることができる（図2-5）。さらに掌は5個、手首は8個、前肢2個、上腕1個というように指先から肩まで30個もの骨がある。大腿から下を使うと、足首の骨は手首のそれより1個少ないのと膝のお皿（膝蓋骨）1個が加わるから片方で31個、両脚で62個になり、四肢だけで120個ということになる。

ちなみに頭の骨だけで15種23個の骨がある。その他、背骨は33～34個（頚椎7個、胸椎12個、腰椎5個、仙椎5個、尾椎4～5個）、肋骨は12対24本、肩甲骨2（左右）、鎖骨2（左右）、胸骨1、耳小骨（ツチ、キヌタ、アブミ・図12-4参照）は左右で6個などである。このように体の骨を全て数えると人では約200個余りとなる。

また、骨盤は寛骨（恥骨、腸骨、坐骨の3種類の骨が癒合したもの）と仙

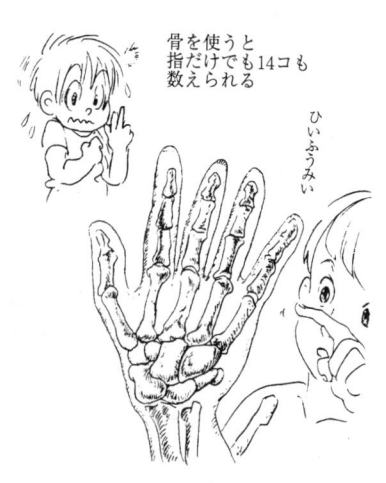

図2-5 てのひらの骨の数

骨という骨でできている。骨盤などは男女で形が異なっているし、15～16歳ころまでは恥骨、腸骨、坐骨がまだ癒合していない。よく、新聞などで白骨死体が見つかっても男女や年齢の鑑別がつくのは、これらの骨の特徴や大きさなどを総合的に判断して行うからである。「怨み骨髄」と言うが骨になってまでも情報を提供して犯人の検挙を望んでいるかのようである。

　ところで、哺乳類の頚椎の数は7個と相場が決まっている。首の長いキリンですら首の骨の数は7個で、一個一個が太く長くできている。一方、首と胴体がはっきりしないクジラも7個である。もちろんヒトも7個である。クジラの場合はキリンとは逆に一個一個が扁平に薄くなっている。ちなみに、トリは飛行のため脊柱の骨のほとんどが癒合しているため、首だけはよく動くように頚椎が14個もある。

3　骨の働き

　骨の働きをあえて整理してみると、以下のようなものがあげられる。
① 体の支柱となる：どのような建築物も中に、いくつもの幾何学的に組み立てられた鉄骨を含んでいる。それと同じように、体にも骨組みが必要である。
② 筋肉とともに運動器として働く：骨は前述のようにいくつものパーツから成り立っている。これが体が動く秘訣である。仮に、骨格が全部くっついていたら人間の形をした人形のように動くことはできない。このパーツとパーツの間が関節といい、ここを中心に筋肉の引き伸ばしによって動くことができる。
③ 体腔の基礎をつくり、内部の諸臓器を保護する：体の中には骨によって囲まれた頭蓋腔、脊柱管、胸郭、骨盤腔があり、それぞれ脳、脊髄、肺、心臓、内臓を保護している。いわば、生まれながらにして備わっている鎧のようなものである。
④ 造血：血液の中の赤血球は酸素の運搬者として生命を左右する重要な役

目を持っているが寿命が短いため毎分1億8千万個ほどの赤血球が死滅している。骨（骨髄）はそれに代わる若くて健康な赤血球を作り補っている。また、外敵である細菌の侵入に対して戦う白血球や、出血を防ぐ血小板も骨髄で製造されているのである。

⑤ 体のカルシウムを一定に保つ：骨には体の中にあるカルシウムとリンの大部分が含まれているが、カルシウムは血液の凝固、筋の収縮、心臓の拍動、自律神経の働きを助けるなどのとても重要な働きをしている。神経細胞もカルシウムを必要とする細胞である。最近、子供が「キレる」という現象が新聞などでよく見かけるがこれもカルシウム不足が原因という説もあるくらいである。カルシウムは体のどこでも絶えず必要とされているのである。従って必要に応じて絶えずカルシウムは骨から血液を介して出たり入ったりしている。また、1日500 mgのカルシウムが骨から出ていくとともに同じ量のカルシウムが骨になる。骨質といえどもどこも同じではなく、強度の必要なところはカルシウムが多く沈着し補強されている。

4 骨の矛盾

骨格には軽くて丈夫でかつ柱のように体を支えるという性質と、ある年齢までは成長（柔らかさ）を続けなければならないとともに、自在な可動性が必要という矛盾する性質が求めらる。この矛盾する性質を解決する方策を成長過程にうまく合わせて備えている。その一例としてこんなことがある。親に庇護され危険に出会うことの少ない、幼時期は成長などの柔らかさを重視し、軟骨に近い状態にある。先に、骨が白骨となっても長期にわたり形を残し、怨みをはらすことを述べたが、幼児の場合は完全な白骨としては残らない場合が多い。また、発育の邪魔にならないように幹から端へと少しづつ硬い骨になっていく。この骨端部の成長には下垂体前葉から出る成長ホルモンが強く働きかける。そして、骨の完成時期を迎えると成人としての強度の高い骨組織を持ち、激しい運動に耐えるようになる。また、関節がしっかりし

てきて可動性を維持する。

5 骨は生きている

　骨芽細胞、破骨細胞、骨細胞が絶えず働いている（図2-3）。骨の中では絶えず解体と再建が繰り返されているのである。成長期の子供なら2年ぐらいで骨の全てが入れかわる計算になる。無数の血管も出入りしており、この血管から骨細胞が骨成分を汲みあげ骨形成を進めていく。一方、破骨細胞が既設の骨を壊して新しい骨組織に取り替える準備を進めており、吸収されたカルシウムを骨銀行に貯蓄し、古くから骨についていたカルシウムが血液中に払いだされる仕組になっている。このような働きをするのが骨組織の細胞たちである。このような骨の代謝には甲状腺から出るカルシトニン、副甲状腺から出るパラサイロイドホルモンが一役を担っている。カルシトニンはカルシウムを骨に沈着させ、パラサイロイドホルモンは逆に骨からカルシウムを血液中に出してやる（9章　表9-1参照）。

6 骨と筋

　最近の子どもは、昔にくらべ骨折しやすくなったとよく言われる。そんななかで、子どもにはよくカルシウムの豊富な食べ物や飲み物をすすめたり、錠剤を飲ませたりする母親が多いのだが、それだけでは良い効果を上げられないのが現実である。骨の強さは筋肉と共同で始めて完成するようになっている。筋肉を鍛えることにより、

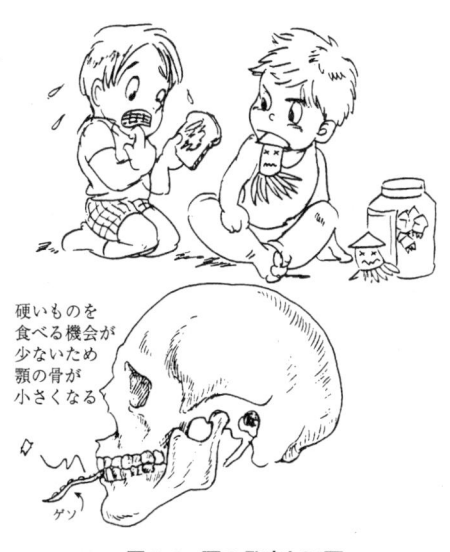

図2-6　顎の発達と下顎

骨に力が加わり、それが骨組織を刺激し骨の形成や代謝を促進する。だから、筋力も上げないと強い骨にはならないということになる。このように、骨は使わなければ弱くなっていくが、そのよい例として宇宙飛行士の骨密度は出発前より帰還直後は低くなることが知られている。無重力の中にいたために骨も筋も地上にいる時のようには使われなかったためであろう。したがって、丈夫な子供に育てるにはよく外遊びでもさせて常識的な献立で食事をとらせる方が、錠剤を買って飲ませるよりもっと安上がりで効果的と思われる（図2-6）。これの話によく当てはまるのが最近の子供の歯の矯正である。よく歯並びの矯正をしている子供を目にするようになった。硬いものを嚙む必要がなくなった顎の骨は小さいまま発達せず、歯の並ぶスペースがなくなった結果である。つまり軟らかい物ばかり食べていると硬いものを嚙むための咬筋や側頭筋が弱くなり、その結果として顎の骨も小さくなってしまうのである。矯正歯科に通うより硬いものを食べさせ顎を鍛えた方がよいのである。

7　骨と文化

　骨は古来より生活のなかでどうしても出会う臓器の一つであり、故人もその大切さ、身近さを感じて言葉の中に多く取り入れている。そして、今でもそれらの言葉は生きている。その一例が以下のような言葉であるが、読者のみなさんは、どれだけその意味を知っているのだろうか。

　①骨抜き、②気骨、③奇骨、④骨に刻む、⑤骨と皮、⑥骨を盗む、⑦骨をさす、⑧骨にとおる、⑨一将功成りて万骨枯れる、⑩米の飯に骨、⑪他人の飯に骨がある、⑫名高の骨高、⑬豚を盗んで骨を施す、⑭朝に紅顔あって夕べに白骨となる、⑮骨が舎利になっても、⑯骨を拾う、⑰死馬の骨を買う、⑱骨は朽ちても名は朽ちぬ、⑲蛸に骨なし水母に目なし、⑳骨肉合い食む

　これとは別に、古代の中国のように甲骨文字といって、亀の甲や骨に文字を刻んだ文化もあれば、人類学でよく用いられるが骨の形から民族や歴史の流れを紐解く学問分野もある（図2-7）。また、死者との出会いは骨を収めた

2 宇宙（体）を支える支柱（骨） 35

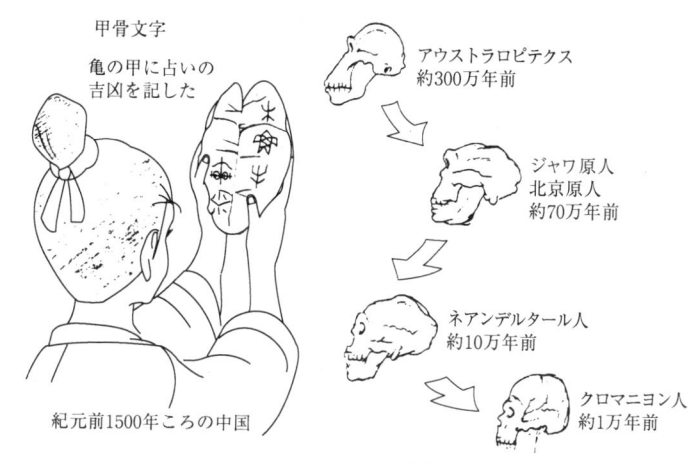

図 2-7 骨にみる文化・人類学

お墓の前で行われる。死しても祖先は骨を介して私たちとの絆を作っているのである。沖縄では死者の骨を埋葬後（洞に死者を安置していたようだが）、何年かしてきれいに洗う洗骨という祖先を供養するしきたりもある。

8 骨を取り巻く最近の話題

(1) 骨髄移植：骨髄バンク

　前述のように骨髄は白血球や赤血球を生産する大切な場所である。しかし、不幸にして骨髄の血球生産機能が低下あるいは停止してしまう場合がある。再生不良性貧血や白血病がその典型的な例である。知ってのとおり、白血球は体に入ってきた細菌を殺す生体防御の働きが強い。また、赤血球は酸素運搬の働きをする。血液の働きはどれをとっても直接命に関わることばかりである。したがって、骨髄の機能が失われた患者には血球に分化・増殖する造血幹細胞を骨髄ごと正常な他者から移植する場合がある。これを骨髄移植という。ただ、骨髄移植は他の臓器移植と同様に免疫適合・不適合があるため、血液型などを記録して骨髄提供者をファイルしておく必要がある。それが骨髄バンクである。1998（平成10）年度の調査では、日本骨髄バンクに登録し

ているドナーの数は約76,000人であり、骨髄移植希望患者は約4,500人である。現在、この骨髄に変わるものとして骨髄と同様に造血幹細胞を含む臍帯血移植も研究されている。

(2) 骨粗鬆症

骨の緻密質のカルシウムが抜け、さらに新たな沈着も起こらなく、骨がもろく骨折しやすい状態になる病気である。ミネラルが沈着する場所が空になり、スポンジのような孔が多くなる。老人が何かのはずみで転んですぐ骨折するのはこのためである。高齢者に見られる背骨の圧迫骨折や大腿骨の骨頭頸部の骨折などはこの原因によるものが多い。また、この現象は女性ホルモンの分泌が悪くなっても生じる。したがって、閉経後にみられる場合が多い。

(3) ギックリ腰（図2-8）

ドイツでは魔女の一撃という意味の言葉を当てている。いきなり重いものを持ち上げようとした時、突然息も止まるほどの激痛が腰から背筋に走る。背骨は33～34個の骨が積み木を重ねたように繋がっている。その間に骨と骨のクッションになるように椎間円板という軟骨がある。一瞬これが力で圧迫され、円板から核の部分が押し出され、その突出した部分が脊髄神経を刺激するために激痛となる。椎間円板が壊れて、中の髄核が飛び出してしまったものを椎間板ヘルニアという。ひどいものは手術が必要である。

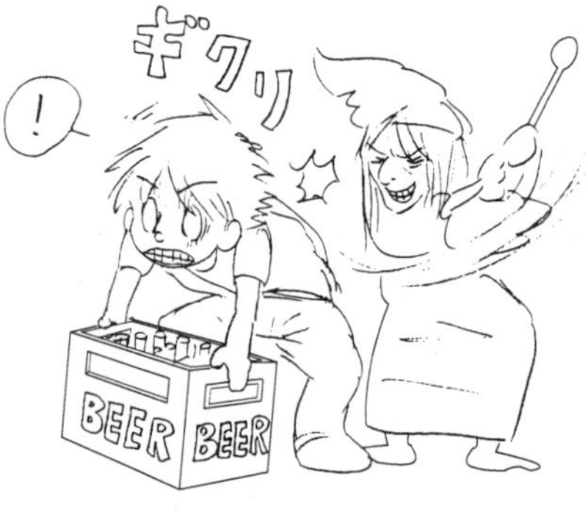

(4) 人工骨・人工関節

骨がなくてはどうにも生活ができないことはこれまでの話で理解いただけると思う。現在、交通事故や病気により骨を失った人のために人工骨や人工関節を埋め込む技術が確立

図2-8 魔女の一撃

されている。これらの骨や関節はチタン、ステンレス鋼、コバルト合金などの金属を使う場合やアルミナなどバイオセラミックを使うことが多い。特に、人工の耳小骨などは後者を用いて作られる。ひどいリュウマチなども人工関節に置き換える手術を施すことがある。

(5) 疲労骨折

同一の部位に繰り返しかかる外力によって骨の皮質や骨梁などの組織に初めはわからないくらいの小さな断裂が生じ次第に明らかな骨折になることをいう。スポーツによって起こることが多く、青少年時代にまだ骨組織が完成しないうちに成長力を無視した過剰なトレーニングに起因すると考えられている。それを裏付けるように1998（平成10）年度にある病院のスポーツ外来に来た疲労骨折の患者は小学生（7％、全患者のうち）、中学生（25％）、高校生（54％）の順に多くなっている。心身の健全な発育をもたらすはずのスポーツも度が過ぎると体をこわすことになる。

3 宇宙（体）の動力（筋）

　体のあらゆる動きの根源となっているものは筋の活動による。自動車を運転中にハンドル操作を誤ったり、突然なにかが飛び出してきたりすると反射的にブレーキペダルを踏む。この一瞬の動きを作るのは下肢の筋である。この筋の動きようによっては生死を分けることになる。また、核戦争の脅威が世界では未だ消え去らないが、核弾頭ミサイルの発射ボタンを押す指の動きを作るのも筋であるし、それとは逆に人類の記録の挑戦であるオリンピックでの栄光を掴む動力も筋である。まだ記憶に新しい、長野オリンピックの日本ジャンプチームや、シドニーオリンピックの女子マラソンで金メダルに輝いた高橋尚子選手の活躍をもたらしたのも鍛え抜いた精神と筋力の成果である。このように筋はたった1人の人間どころか人類の栄光も不幸も左右する働きを持っているのである。中枢は意思決定をするがそれを実行するのは筋なのである。ある意味では歴史に矢を放つのは筋なのである。こんなことに注目して歴史を見たら非常に歴史が面白くなるかもしれない。赤穂浪士で

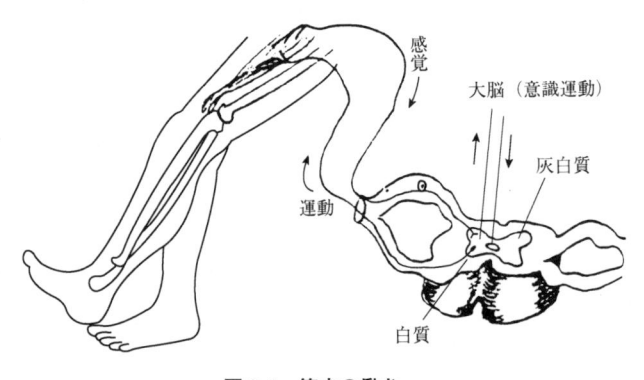

図 3-1　筋肉の働き

有名な吉良上野介の頭上に刀を抜いた浅野内匠頭の動作も筋のなせる結果である。

　ところで、私たちの体にはそれぞれ働きの異なる約400個の筋肉があるといわれている（付録図3に体表に近い筋を示す）。これらの筋はある時には共同で、ある時には個々に働いている。ところで、このような筋は体の重さの約50%を占めている。ちなみに骨が18%、脂肪16%となっている。からだの半分近くを占める筋肉の動きのもとになっているのは、その細胞単位である筋線維である。この筋線維が集まり、1つのまとまりになって多くの種類の筋を作っているのである。そのまとまりになるのが筋膜である。いくつかの筋の筋膜があつまって骨などに付着する時、腱と呼ばれるものになる。これは、コラーゲンを中心とした結合組織である。肉を食べる時のスジと呼ばれる硬い部分は筋膜の集合体である場合が多い。

1　筋の種類

　筋の分類にはいろいろなやり方がある（表3-1）。まず、意志で動くかどうかで分ける方法がある。物を持ち上げる、テニスラケットを振るなどの動作は意識的に特定の筋を使う。物をつかむ総指屈筋、上に持ち上げる上腕二頭筋や大胸筋、ラケットを振る場合には回内筋、回外筋、上腕二頭筋、菱形筋などなど、実に1つの動作を作りだすのに多くの筋が関与しているのである。これらの筋は大脳の指令を受けて動く筋である（図3-1）。このような筋を随意筋という。骨格筋とも呼ばれ、骨とともに運動を作り出す筋のほとんどが随意筋である。

　これとは反対に、心臓の心筋や腸の運動を起こす輪走筋と縦走筋などのように、自分の意志とは関係なく活動する筋肉を不随意筋という。何か怖いもの、急な寒さにさらされた時「鳥肌が立つ」と言うが、この現象を作るのは毛根のそばに位置する立毛筋であり、これも不随意筋の仲間である。ヨガなどの修行を究めるとこのような筋も調節できるという話もあるが、ほとんど

の人にとっては意志で調節できるものではない。これらの筋を調節する神経は特殊であり、自律神経と呼ばれる。

さらに、筋細胞の構造から分類する方法もある。筋細胞は後述のようにアクチンフィラメントやミオシンフィラメントと呼ばれるタンパク質でできている細い筋原線維を内部に含んでおり、これが規則正しく配列されて縞を形成するものを横紋筋という。これは骨格筋と心筋である。一方、アクチンフィラメントやミオシンフィラメントを含むが、それらが不規則に存在し、縞を形成しない筋を平滑筋という。多くの不随意筋すなわち内臓壁などを構成する筋がそれである。

表3-1 筋の分類

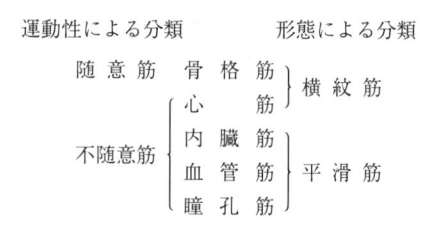

運動性による分類	形態による分類
随意筋	骨格筋 ┐ 　　　├ 横紋筋 心　筋 ┘
不随意筋	内臓筋 ┐ 血管筋 ├ 平滑筋 瞳孔筋 ┘

2 筋の構造

(1) 骨格筋（横紋筋）

イメージに浮かびやすい筋肉である。自分の体に力を入れた時、体表に浮き出る筋肉のほとんどがそうである。中年になり、ふっくらと皮下脂肪が付いた人はいささか無理があるが、ボディービルダーではよく体表の筋がわかる。ボディービルは筋を鍛えた選手が独特のポーズをとり各筋肉がよく見えるようにするスポーツであるが、これはまさに骨格筋の美を競う競技なのである。ともあれ、骨格筋は力そのもの象徴のようなものである。骨格筋の色は毛細血管が無数にあるため赤紫に見える。ふだん食用として店頭におかれているウシやブタの肉は骨格筋そのものである。ヒトの骨格筋も様子は同じである。これらは、細長い細胞からできている（図3-2）。長さはまちまちで

3 宇宙(体)の動力(筋) *41*

　数 cm から 20 cm（大腿部）のものもある。最も長い筋は縫工筋といい、骨盤の上腸骨棘（ベルトを掛ける付近）から膝の下まである。一方、最も短いものは中耳にある全長わずか数 mm のアブミ骨筋である。大小にかかわらず、これらの骨格筋は筋膜で包まれ両端は腱となって骨に付く。そのような筋細胞が束になって筋肉になっている（図 3-2）。

　また、骨格筋は個々の筋細胞が直接神経に結合しており、その部位を神経筋接合部という。それは脳からの指令を筋細胞がみな同時に受け働きだし、力強さを出すための仕組みである。まさに、呼吸がピッタリ合った綱引きチームのようなものである。ところでこの筋を顕微鏡の世界で見ると、さらに小さな構造物で出来ていることがわかる。前にも述べたが、骨格筋細胞にはアクチンフィラメントとミオシンフィラメントと呼ばれる筋原線維を含む。これらが、筋細胞の中で規則正しく配列され、アクチンフィラメントの周囲

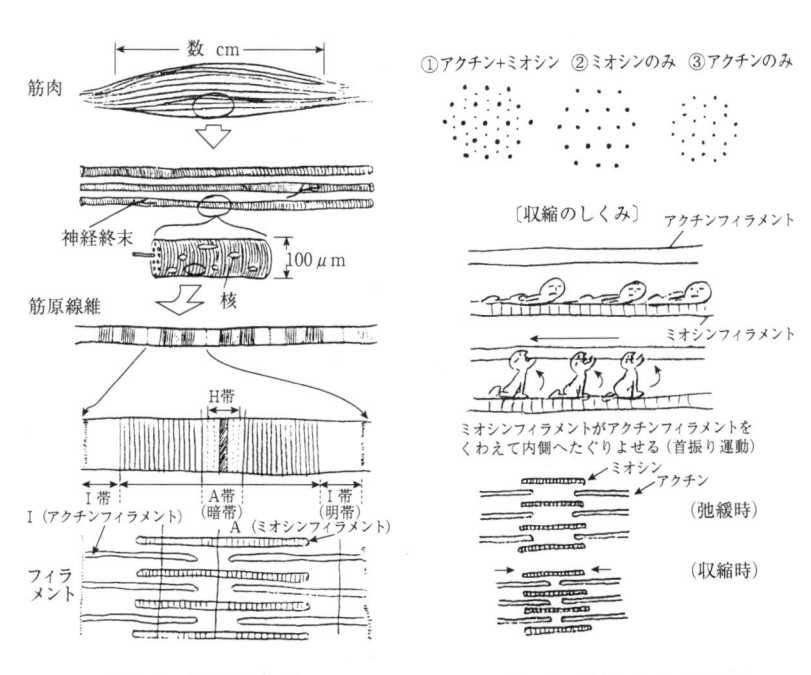

図 3-2　骨格筋の構造　　　　　図 3-3　筋原線維と筋収縮

に6本のミオシンフィラメントが同心円状に取り巻いているのである。このアクチンフィラメントとミオシンフィラメントの間には化学反応によって架橋ができ、お互いを引き合うような働きがある。骨格筋が収縮するのはそのためである（図3-3）。この現象を発見したのはハクスレイ（1954）で、彼はこの現象を「滑り説」（sliding filament theory）と名付けた。このような筋の収縮にはアデノシン三リン酸（ATP）がアデノシン二リン酸（ADP）とリン酸に分解される時に生じるエネルギーを使い、必要なカルシウムを細胞内に汲み取り、そのカルシウムと特別のタンパク質がアクチンフィラメントとミオシンフィラメントが引き合う架橋を作る。分解されたADPとリン酸は酸素のもとに再びATPとなり、筋は弛緩する。ところで人が死ぬと数時間して体が硬直する現象は「死後硬直」としてよく知られている。これは、無呼吸のため酸素の補給が絶たれATPが分解され、アクチンフィラメントとミオシンフィラメントがくっついたままのアクトミオシンという複合タンパク質ができ骨格筋が収縮したままになるからである。ただ時間とともにアクトミオシンも分解し、腐敗へと進行する。

ところで骨格筋はクレーンのように、力強さの象徴だが力を出しすぎて壊れないように自動制御システムを持ったすぐれものである。たまに、新聞で

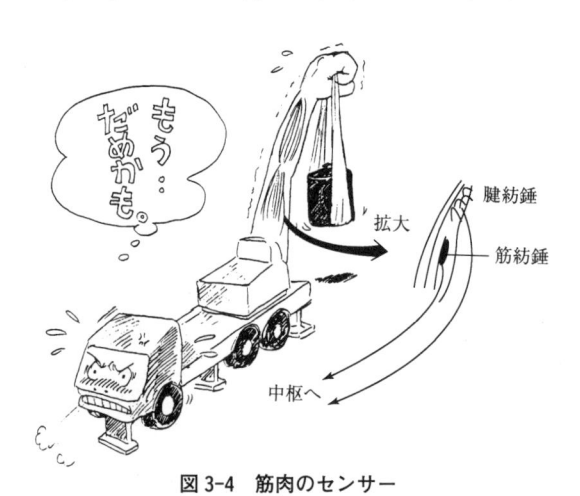

図3-4　筋肉のセンサー

クレーンが能力を超えた物を持ち上げワイヤーが切れたりバランスを失い横転し大惨事につながる事故が報じられることがある。しかし、骨格筋には筋紡錘や腱紡錘といって筋そのものの張り具合を受容してそれ以上筋を収縮させないような働きをするセンサーが備わっている（図3-4）。たまにこの制御が働かなくなって無理が高じると、肉ばなれといって筋線維が部分断裂することがある。これのひどいのが筋断裂といい筋全体が損傷する場合もある。

ところで読者のみなさんは膝蓋腱反射という言葉を耳にしたことがあると思う。医者が患者を椅子に座らせ膝をハンマーのようなもので軽く叩く検査である。これは先に述べた腱紡錘のセンサーの働き（膝蓋腱反射）を利用した検査方法である（図3-5）。この検査は図3-1のように感覚が脊髄を経由して筋を動かす反射に異常がないかを調べるものである。

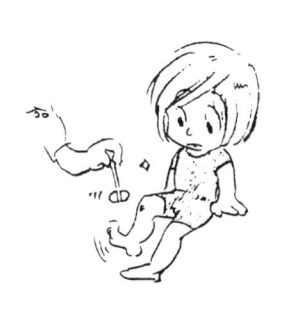

図3-5　膝蓋腱反射

(2) 平滑筋

筋と言えばみなさんはこれまでの話から骨に付いた筋（骨格筋）を連想することであろう。普通、筋肉といえば重いものを持ち上げるとか、速く走るとか、力強さと結びつけて考える。日頃、強くなるため筋トレをするわけだから無理もないことである。しかし、私たちの体の見えないところにはまだまだ多くの筋がある。例えば、ベルトコンベアのように消化吸収の歩みに合わせて、食物を胃から腸へ、腸から外界へ送るのも腸管にある筋肉の働きである。その他、眼の中にあり瞳を大きくする筋や怒った時に毛を立てる立毛筋、血管を太くしたり、細くしたりする筋など小さなしかし大切な筋がたくさんある。これらの筋は平滑筋と呼ばれ前述の骨格筋が別名、横紋筋といわれ筋原線維が規則正しく配列されているのに対し、平滑筋のそれらはルーズな仕組みになっている（図3-6）。このルーズさが平滑筋の柔軟さを作っている。子宮を例にとれば、着床時は1mmにも満たない受精卵から3kgにも成

長する胎児を受け入れるだけの大きさに筋が伸びるのである（図3-6）。骨格筋はビルディングの鉄骨のように規則正しく配列され、さらに力強さを作る架橋があるのではこのような拡張や収縮はできない。それでは平滑筋はどのような構造を持っているのだろうか。

　骨格筋と同様に平滑筋細胞の中には太いフィラメントおよび細いフィラメントが存在する。しかし、それらの配列はゆるやかであり、引き合う太いフィラメントと細いフィラメントは決まった方向を持たない（図3-2と図3-6比較参照）。より自由度を持っているのである。

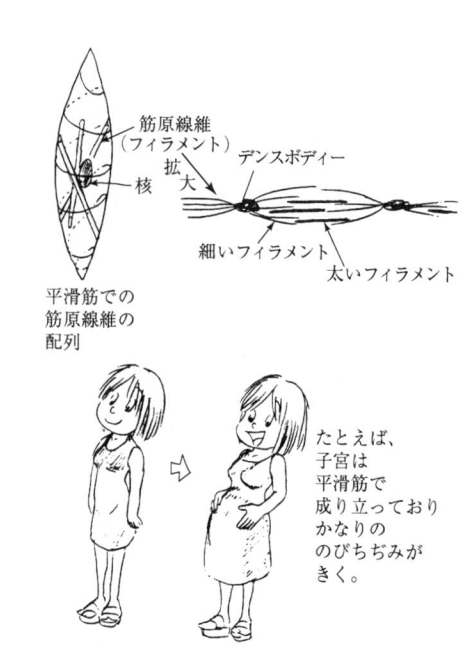

図3-6　平滑筋の構造と性質

また平滑筋は骨格筋細胞のように各々が神経につながっていなく、一部の筋細胞が神経に接し情報を隣から隣の細胞に伝える細胞間伝達をする。したがって、号令のもとに全ての筋原線維が同時に歩調を合わせて引き合うのではないから、骨格筋のような力強さは発揮できない。

3　体のボイラー（骨格筋）

　人は絶えず動いている。意識的運動や無意識の運動など昼夜問わず動いているのである。動くことは絶えず酸素を使って細胞内で有機物を燃焼させて熱を生産することでもあるわけだから、筋は絶えず熱を作る場所でもある。つまり、体のボイラーの役目をしている（図3-7）。寒さのため思わず身震いをするが、これは震えを起こす筋のエネルギーを使って熱を作ろうとする体

の生理的な反応である。生産された熱は血流にのって心臓を介して全身に運ばれている。私たちの体の働きで細胞内の物質を分解し作り変えたり、食物を分解し吸収の段階までもっていく働きをする酵素もこの熱があって始めて働くことができるのである。生命活動が営まれている

表 3-2　1日の産熱量

骨格筋	1,570 (Cal)	59%
呼吸筋	240	9%
肝臓	600	22%
心臓	110	4%
腎臓	120	4%
その他	60	2%
合計	2,700	100%

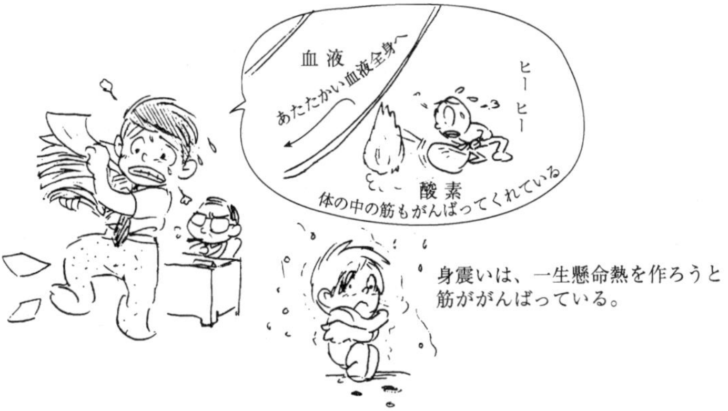

限りは体のどの細胞からも熱が生産されるのだが、表 3-2 に示すように筋の熱生産は際立っている。私たちが普段必要とされている摂取カロリーは約 2,800 Cal であるが、計算上は摂取した殆どのカロリーは筋で放出された熱を体内に取り戻すためのようでもある。

図 3-7　体の中のボイラー

4　筋肉の疲労

たまに運動したり、日頃使わない筋を使うと翌日筋肉痛に悩まされた経験を持つ読者が多いと思う。私たちの筋は非常に運動量が多く、その分血液を介して運ばれる酸素の消費も多い。この酸素は筋が収縮する際必要な ATP の分解やエネルギー源となるグリコーゲンの分解に使用される。過度の運動や

日頃使わないため効率よく酸素を摂取することに慣れていない筋の場合、酸素の供給が間に合わなくなる。その結果、酸素不足が生じ筋の糖代謝系の回転が悪くなり筋肉内に乳酸や二酸化炭素などが蓄積される。この結果、pHの低下が生じ、ますますATPの分解と合成をする酵素の働きが悪くなる。筋内の乳酸は疲労性代謝産物として知られる。酸素の供給が十分だとピルビン酸が乳酸にならずに、細胞内ミトコンドリア内でATP合成に加わり筋収縮のエネルギーとして働く（図3-8）。また、過度の運動により筋とその周辺組織に活性酸素（有害酸素）が発生し筋組織を破壊する。

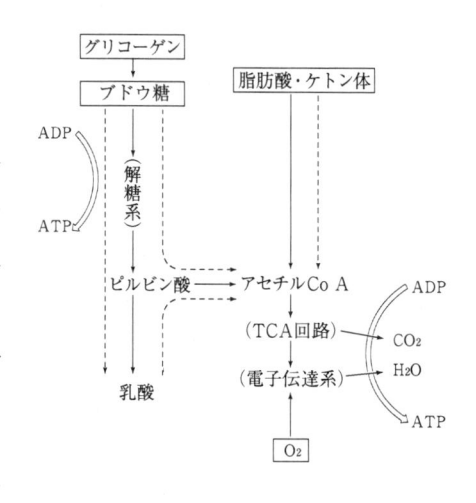

図3-8 筋収縮のためのATP再生経路

5 筋の活動性筋肥大

筋運動を日常続けていると、筋肉の太さが増し収縮力が強くなる。このような状態を活動性筋肥大という。これは筋線維が増えるのではなく、それが太くなることによって起こる。しかし、筋線維の中のグリコーゲンや脂質の量も増えるし、アクチンフィラメントやミオシンフィラメントの筋原線維の数も増える。つまり、筋の強化は現在の会社組織が戦力の拡大に人件費を増やして人を雇うのでなく、構成員の一人ひとりの力を増す方式を採っていることと似ている（図3-9）。このような筋力の強化は男性ホルモンによってもできる。男性ホルモンは性の現象に限らずタンパク質の合成にも一役を担っているのである。よく大きなスポーツ大会の事前に選手がドーピング検査を受ける話を聞いたことがあると思う。スポーツ大会といえば筋力の競い合い

3 宇宙（体）の動力（筋）　47

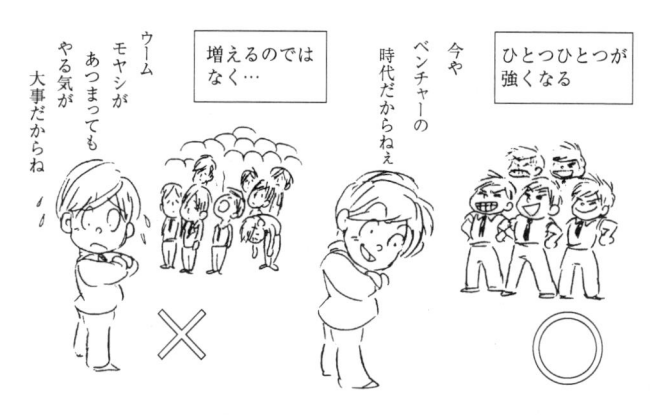

図3-9　筋力がつく仕組み

でもある。したがって、男性ホルモン様物質を使い、大会前に筋力のパワーアップをすることを防ぐ検査である。これの使用は自然な状態で人間のパワーの限界に挑戦するという点において不公正なことはもちろん、ホルモンバランスを崩す可能性があることなど選手の健康を留意した検査とも考えられる。

6　骨格筋を作る様々の性質を持った筋

　骨格筋には働きに応じ幾種類かのタイプがある。例えば赤筋と呼ばれ忙しく活動する筋で筋の収縮のためにエネルギーを作るミトコンドリアやミオグロビンを多く含み、持続的な働きをするものがある。陸上の長距離選手の筋は赤筋の割合が多いとされている。一方、白筋と呼ばれ、ミトコンドリアやミオグロビンの含量が低くたまにしか行われない活動に適した筋もある。私たち、人間はとっさの動きも必要だが、長い挨拶で直立不動を求められ、ある程度筋を緊張させておく必要を求められることがある。したがってこのような働きには赤筋が大切である。このような筋の性質による特徴は日常食に供している魚に端的に見られる。魚の肉は大きく分けると赤身の魚、白身の魚に分けられ、どちらも美味しいが筋肉の面から考えると潮流の中を回遊しているカツオやマグロの身は赤く、赤筋が多い。一方、タイやヒラメのように

岩礁や海底に定着している魚の身は白く、白筋が多い（図3-10）。カツオのように持続的に強くたくましく動くための筋肉はミトコンドリアやミオグロビンが多いと言われている。

7　心臓のような働きをする骨格筋

　心臓に近いところは心臓の収縮や拡張で血行が保証されている。しかし、心臓から遠く離れた場所の血行は時には滞りがちになる。冷え性も末梢の血行が悪いため生じることもある。それを防ぐのが骨格筋の働きの1つでもある。筋肉が収縮する時、その場所の血管を押して血液を送る力になる（図3-11）。したがって、局所の筋を使うことも健康につながるのである。逆に筋肉を鍛えすぎて絶えず血管を圧迫して血行が悪くなる場合もある。時々、素晴しい筋肉美をもつボデービルの選手がそのような血行障害になる場合がみられることがある。

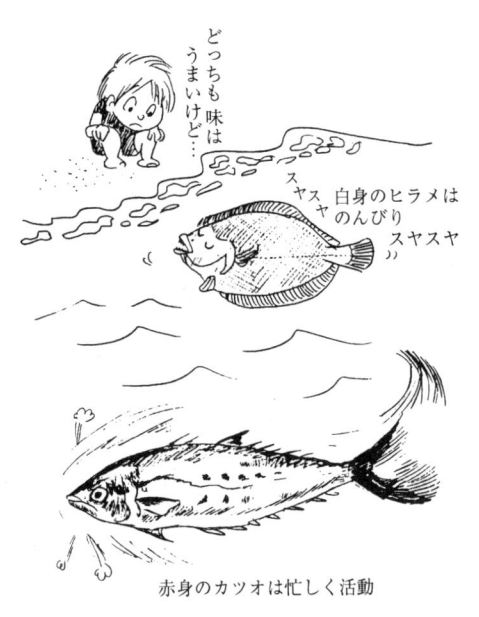

図 3-10　赤筋と白筋

図 3-11　血行を助ける筋

4 絶え間なく脈を打つ命の象徴（心臓）

　心臓は皆さんの胸の内で、毎日休むこともなく生涯規則正しく鼓動を繰り返して、体全体に血液を送っている。そっと胸に手をあてて自分の鼓動を感じてみましょう。なにやら、いじらしさをも感じる働きっぷりをしている。この心臓はドイツ語でHerz（ヘルツ）と呼ぶ。ラジオの周波数などにも使われ、チューニングの数字を示す窓の脇に、その単位はHzと書いてあるのを見かける。これは何々放送の電波が1秒間に何回繰り返えされるかという周期を示すためについた名前である。心臓も規則正しく拍動を繰り返すところから周期にちなんでヘルツと名前がついたようである。また、英語ではHeart（ハート）というが、これは日本と同様に心という意味を持つ。

　さて、1997（平成9）年4月に臓器移植法が成立し、脳死も死を意味するようになり、命そのものと考えられていた心臓も立場が危うくなってきた。また、心臓移植にみられるように、他人の心臓をもって生命を繋ぐことも可能な時代になってきたが、心臓はまだまだ命の象徴となる臓器であることはいうまでもない。

　この心臓は成人の場合、にぎりこぶし大の大きさをもっている。その壁は厚い筋肉でできており、それを作っている筋肉を特別に心筋という。心筋は胃や腸を動かす平滑筋の持続性と骨格筋の素早さと強さを兼ね備えている。顕微鏡でみると心筋には骨格筋のような横紋も見られる。だから、平滑筋より速い運動をねばり強く繰り返すことができる。また、心臓は起きている時はもとより寝ている時も休みなしに働くために、なんと24時間のうちに成人の場合約7,000ℓの血液を体内に送り出している。

　ざっと心臓の働きを計算してみると生涯に拍動する回数は70心拍／分×60分×24時間×365日×年齢数＝？回という計算になるし、ポンプとして

送る血液の量は7,000ℓ×365日×年齢数＝？ℓ ということになる（図4-1）。どうか計算してみて下さい。計算してみるとその働きぶりに本当に自分の心臓がいとおしくなって、ないがしろにできなくなると思う。心臓の筋は、このように持続的かつ激しい運動をするために、心臓自体たくさんの酸素やエネルギーを必要とする。だから心筋細胞にはミトコンドリアという細胞内呼吸器官、つまり燃焼器官が多い。さらに血液供給システムも心臓特有の仕組みができあがっている。これを冠動脈という。心臓は血液を全身に送るポンプだから中には血液が充満しており、わざわざ血液を供給する血管などいらないのではと思う読者もいるかもしれない。しかし、ガソリン輸送車が自分の油槽からガソリンをとって走らないのと同様に、心臓も直接内部の血液を使用しない。また、古来から心臓は「心」の宿る臓器と考えられていたように、ひどい悲しみや愁いを表現するとき傷心とか心痛とかいうが、確かに感情に対応して動悸をする。これは自律神経という体のおかれている環境の変化や感情を敏感に調節する神経によって心臓の動きが支配されているためである。しかし、どんなに心傷めても心臓そのものが痛むわけではないので心痛は無用である。

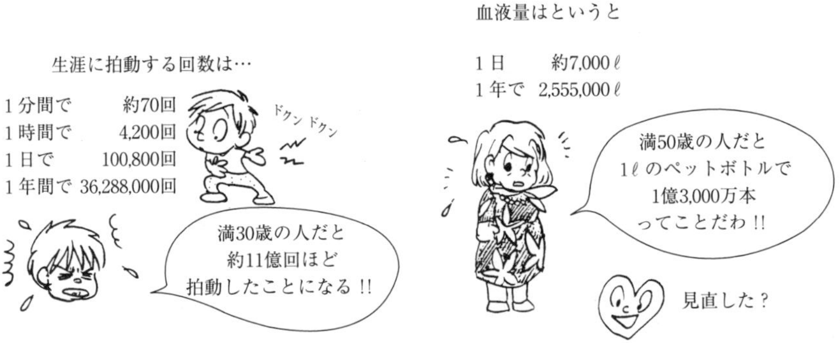

生涯に拍動する回数は…
1分間で 約70回
1時間で 4,200回
1日で 100,800回
1年間で 36,288,000回

満30歳の人だと約11億回ほど拍動したことになる!!

血液量はというと
1日 約7,000ℓ
1年で 2,555,000ℓ

満50歳の人だと1ℓのペットボトルで1億3,000万本ってことだわ!!

見直した？

図4-1 心臓の拍動数と血液量

1 様々な動物の心臓

ヒトの心臓の奇形に関わる病気が結構ある。親は子供が無事生まれてくれ

ばよいと出産に立会いながら思うものである。しかし、中には不幸にして心臓に先天性の異常を持って生まれる子供もいる。例えば心室中隔欠損症（章末参照）や心房中隔欠損症などがそうである。これらは、心臓の各部屋を隔てる壁が一部形成されない病気である。このような原因の一部は動物の進化と心臓の関係を考えると少し理解しやすいので、まずは比較心臓学ともいう観点から話を進めていくことにする。脊椎動物の心臓を下等動物から高等動物に向かって分類すると次のようになる（図4-2）。

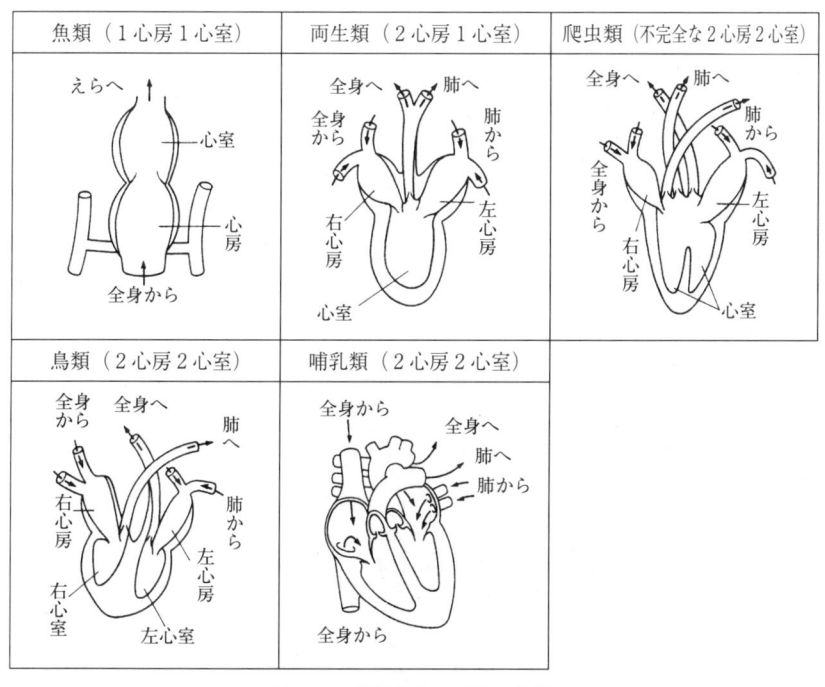

図4-2 脊椎動物の心臓の比較

脊椎動物の心臓を簡単な作りから複雑なものの順に記述すると「1心房1心室（魚類）」→「2心房1心室（両生類）」→「不完全な2心房2心室（爬虫類）」→「2心房2心室（哺乳類）」となる。心房は体を回った血液が帰ってくるところで、心室は血液を送り出すための部屋になる。

このような心臓の部屋の働きを最も複雑な哺乳類の型（2心房2心室）でまとめると次のようになる（付録図6参照）。

左心房：肺からの新鮮な血液が入ってくる場所で、その血液を左心室に送る。右心房：全身を循環した血液が心臓にもどる場所で、その血液を右心室に送る。左心室：左心房から受けた血液を全身に送り出す場所で、このため壁の筋肉がよく発達しており4つの室でも最も厚い心壁で出来ており、右心室壁の3倍の厚さがある。右心室：右心房から受けた血液を肺に送る。この

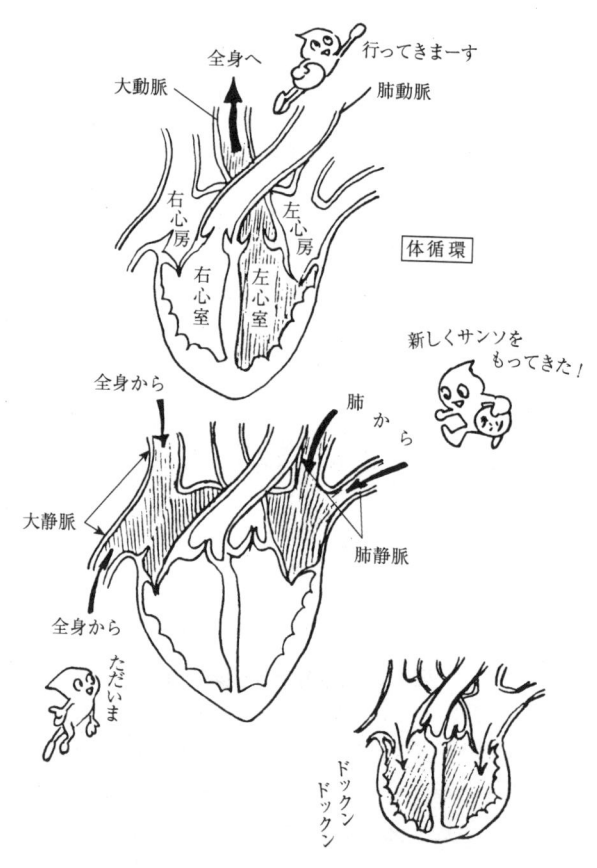

図4-3　心臓の血液の出入

血液は全身を回ってきた血液なので酸素が少なく黒く濁っている。この部屋から黒く濁った血液を肺に送り新鮮な血液にしてもらう。このような血液の循環を簡単にまとめと以下のような順路となる（図4-3）。

　左心室→全身（体循環）→右心房→右心室→肺（肺循環）→左心房→左心室。

　ところで、前述のような房、室を隔てている仕切りが心臓にある。それを中隔という。中隔には心室中隔や心房中隔がある。先に各種動物の心臓の特徴を述べたが、動物には両性類や爬虫類のように、この中隔がないものがある。例えばカエルの心臓には心室中隔がなく、左心室と右心室の区別がない。このことから2心房1心室と呼ばれる。生物学の世界では「個体発生は系統発生を繰り返す」という言葉がある。これは私たち人間が胎児の時期に、魚や両性類のような形を一度経てくることを意味するが、心臓もそのような段階を踏むため心房中隔や心室中隔が閉じていない時期がある。この過程で各部屋の壁をうっかりものの神様が閉じ忘れたのが心室中隔欠損症となる。この場合、動脈血と静脈血が絶えず混じっていることになり、体の隅々まで新鮮な血液の供給ができない。また、胎児の場合、正常でも心房の壁には通路があるが（図4-7）、この世に飛び出て産声をあげる瞬間に普通はそれが閉じるようにできているのだが、不幸にして閉じない場合がある。これを心房中隔欠損症という。

　また、各室の間には逆流を防ぐ水門の代わりをする何枚もの弁が取り付けられている。それが三尖弁（右心房と右心室の間）、僧帽弁（左心房と左心室の間）、半月弁（大動脈と左心室の間）などである。この弁には巧みな開閉の仕組みが備わっている（図4-4）。つまり、心室から弁を引くための紐のようなものが伸びている。それを腱索といいその根元の引く力を出す太い部分を乳頭筋という。この乳頭筋と腱索はあたかも鍾乳洞につりさがて天井から床に伸びる石灰の柱を思わせる（図4-4）。ところで、心臓弁膜症というのは、この弁に故障が生じた場合をいうのだが、最近では人工弁もできていて手術で治すことができる。

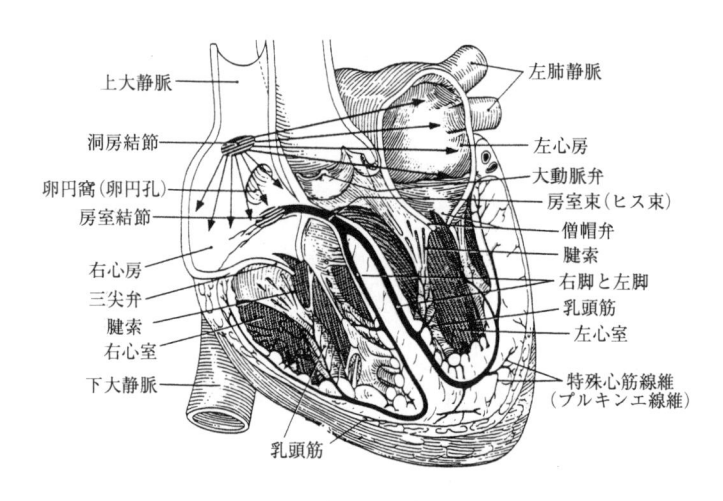

図 4-4　心臓の内部構造（河野ら、1993）

2　心臓に直接出入りする血管

　心臓は体の細部と血管をとおしてつながっている。末梢の組織は毛細血管を有していることは多くの読者は承知のことと思う。その毛細血管を逆に中心に向かって進むと、様々の大きな血管を経て心臓に出会う。この心臓に直接出入りする大きな血管には次のようなものがあげられる。①大動脈弓、②左肺動脈、③右肺動脈、④左上肺静脈、⑤右上肺静脈、⑥左下肺静脈、⑦右下肺静脈、⑧冠状動脈、⑨冠状静脈である（図4-5）。大動脈になる少し手前で、心臓から直接出る血管の冠状動脈および冠状静脈は心臓そのものを栄養する血管になる。冠状と名がつくのは、心臓を王様の頭に例えるとこの血管が冠のように心臓をとりまいているからである（図4-5）。血液を含む心臓といえども直接血液から栄養をとることができない。私たちが空気に接していても皮膚から直接酸素を取り込むことができないようなものといえる。いずれにしろ、全ての血管は心臓を中心に出入りしているわけで、心臓はまさに循環系の港のような役目を果している。

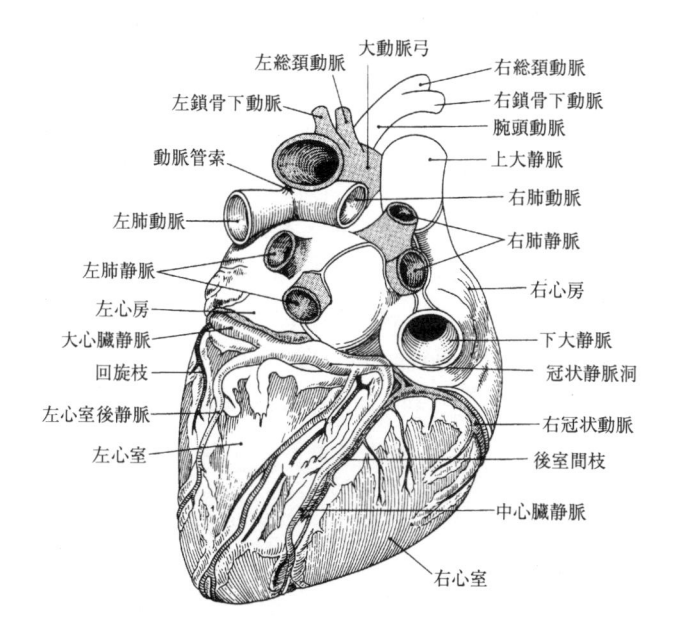

図 4-5　心臓に出入する血管（河野ら、1993）

3　心臓を動かす仕組み

　心臓は休みなく働くポンプのようである。家主（体）が寝ていようと起きていようと休まず働かなけれならない。さらに、運動などの際にはものすごい速さで血液を全身に送る必要がある。このために、心臓は絶え間なくかつ強い収縮を求められる。この働きを支えるために骨格筋のような機能をもった筋構造をしている。また、心筋細胞は隣りの筋と細胞膜がくっついておりその収縮がすぐ伝わるようになっている。いわば、みんな手をつないで協調して働く仕組みになっている。また、働きが止まってしまっては大変こまる臓器のため、心臓そのもが自動的に動く習性をもっており、体の外に取り出した心臓を環境のととのった液（ランゲンドルフの装置）に入れておくと数時間、拍動をしている場合がある（動物）。その上、心臓には収縮のリズムを伝える特殊な刺激伝導系というものがある。心臓が血液を取り入れて全身に

配送するには、心房と心室が交互に膨らんだり収縮したりしなければならないのだが、刺激伝導系はその音頭とりをしている。音頭の発信地が洞房結節（歩調とり）にあり、そこには交感神経と副交感神経というものが脳からつながっている（図4-4）。前者はテンポを早め、後者はテンポを遅くしている。心臓病で不整脈などの症状が強い場合にリズムを整えるペースメーカーというものを埋め込むが、その部位がここである。洞房結節からの刺激は房室結節、房室束をとおってプルキンエ線維を経て左右の心室に伝わる。

ところで心臓は1分間で約60回もの拍動を繰り返している、とても動きの多い臓器である。したがって、狭い胸腔の中では肺やら胸の内壁に心拍のたびに衝突することになるが、その衝撃を防ぐために心膜という丈夫な膜に包まれていて保護されている。心嚢炎などは、炎症や感染による浸潤液がたまることをいう。

4　生涯の時間の流れと心臓

生涯が限られていることを考えてみれば生命現象も時間の流れと密接に関係があるといわれている。様々な細胞に寿命があったように私たち個体にも寿命がある。1997（平成9）年度の統計によれば女性の平均寿命は83歳、男性は78歳となっている。年々寿命は伸びているが、心臓の拍動数ももちろん伸びていることになる。しかし、嫌なことだが、どうやらその伸びにも限界があるようである。非常におおまかな計算になるが各種動物の平均寿命を心周期で割ると、心臓の拍動数は各動物とも共通しておおよそ15億回という説がある。それは、呼吸の数と大いに関係しており、それらを合わせて考えると以下のようないくつか寿命と関連した計算式から求められる。ところで心臓はどの動物も大体1呼吸する間に4.5回拍動しているといわれている。

呼吸周期÷心周期≒4.5（1呼吸する間の心拍数：どの動物もおおよそ一定）

寿命÷心周期≒15億（一生の間の心拍数）

寿命÷呼吸周期≒3億（一生の間の呼吸数）

4 絶え間なく脈を打つ命の象徴（心臓）   57

　以下の各動物の心周期から、各動物の寿命など計算してみるのも、面白いかもしれない。ただ、自分の将来に残っている心拍数を計算したら、もはやこれまでという気になるかもしれないのでご用心。

表 4-1　各種動物の心周期と心拍数

	体　重	心周期(秒)	心拍数
ハツカネズミ	30 g	0.1	1 秒で 10 回
ネズミ	350 g	0.2	5 回
ネコ	1.3 kg	0.3	3.3 回
ヒト	60 kg	1.0	1 回
ウマ	700 kg	2.0	2 秒で 1 回
ゾウ	3 t	3.0	3 秒で 1 回
クジラ	15 t	9.0	10 秒で 1 回

　上の表からわかるように、ハツカネズミの心臓は1秒間に10回拍動する。ゾウは1回拍動するのに3秒かかることになる。心臓の時間で考えるとゾウの1日はハツカネズミの30日にあたることになる（図4-6）。また、ヒトのそれに合わせて考えるとハツカネズミの1日はヒトの10日分にもなることがわかる。逆にクジラの10日はヒトの1日ぐらいに相当することがわかる。

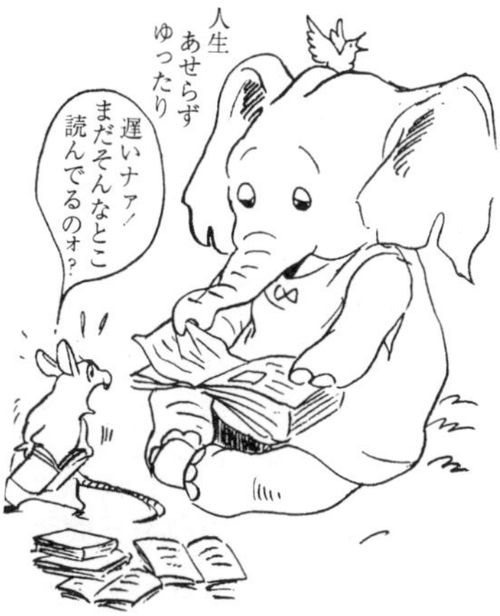

図 4-6　生物（ネズミとゾウ）の時間のちがい

5　身近な心臓の病気

　狭心症：心臓を養う血管は冠状動脈という血管であることは、すでに記述したが、この血管は段々枝分かれしていっても、他の血管と出会うことがなく（体の多くの血管は毛細血管の段階で、網の目のように他の血管の毛細血管に連絡している）終動脈と呼ばれる形になっている。このため、この血管が狭くなったり、つまったりすると、隣の枝から血液を回してもらうことができなく、心筋は酸欠となり、心臓の痛みを感じたりする。狭心症の患者はニトログリセリンを携帯しているが、これは発作が起きたとき緊急に収縮した血管を拡張させる薬である。

　心筋梗塞（こうそく）：狭心症が進み、血管の先の心筋が壊死をして心臓の一部が壊れることをいう。心室とくに左心室壁にこれが生じると、突然死にいたる怖い病気であり、成人男性の死亡原因のトップに上げられている。ちなみに、一度、壊れた心筋はもとにもどることはない。したがって、一たび心筋梗塞になって幸い一命を取り残しても、もとのようなポンプの勢いは期待できないため、運動の制限や体重を下げる必要がでてくる。体重を下げることは、太った体に血液を送るより量が少なくてすむから、心臓の負担が減ることに役立つ。

　バイパス手術：狭心症の症状が現れ血管の内腔が狭くなるとともに動脈硬化が進んだ場合、その間を人工あるいは健康な血管で置き換える手術。置き換えないまでもその間を迂回する血管をつなぐ。まさに渋滞緩和のため街を迂回するバイパス道路のようなものである。

　心臓弁膜症：心臓には心室や心房の間に弁が備わっていることはすでに述べているとおりだが、この弁が心内膜炎などで硬く厚くなったりして弁の開閉が不十分になったり、狭くなることがある。

　心肥大：心臓の壁が厚くなるタイプと心拡大と2とおりがある。前者は陸上の長距離など長く持続的に心臓に負担のかかるスポーツ、後者は陸上の短距離選手など瞬間に沢山の拍出量を必要とするスポーツをする人に多いとい

う。このことからもわかるように心肥大は単に病的なものではなく、長年の運動負荷により機能的に適応した結果と考えるのが妥当である。しかし、肥大した心臓は心拍数は低く、1回の拍出量は増大し、毛細血管の発達がみられる。一方、なんらかの原因で毛細血管の発達が悪かったり、末梢の血行が悪い場合も血液を送る負荷が強く、心肥大をもたらす。この場合はまぎれもなく病的な肥大であり、治療を要する。

　心房中隔欠損症：胎児期は肺で呼吸せず、母体から酸素を受けているため、心臓の肺循環を経ずに近道で体循環に回る経路をつくるため、心房の間に卵円孔という孔が空いている（図4-7）。正常では産声を上げた瞬間にこの孔が閉じて左右心房が分けられるが、これが不幸にして閉じない場合をいう。現在は手術で治せる。

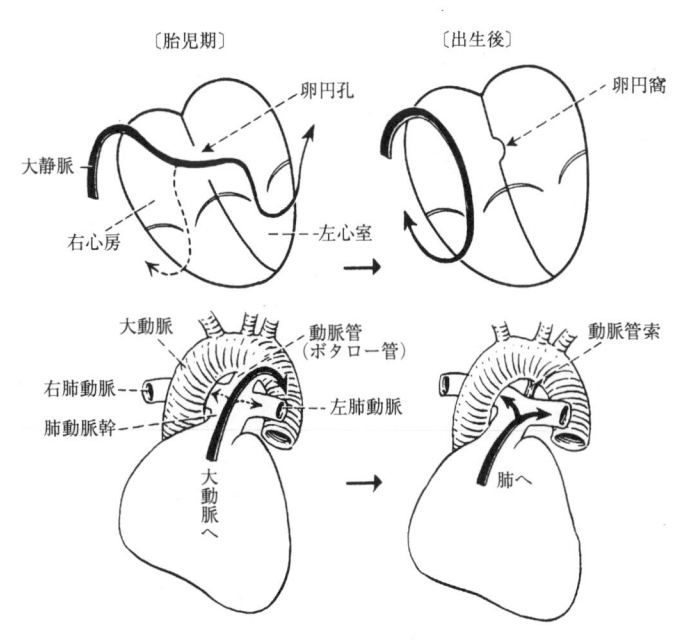

図4-7　胎児期と出生後の心臓の血液の流れ（吉川ら、1998）

6　血圧ってなに？

50歳も超えると挨拶がわりに血圧の話が出てくる。血圧を計る時には上腕動脈を外から骨に向かって血圧計の腕に巻く部分で空気を押し込みながら徐々に圧迫を加える。圧迫して血液が流れなくなった状態で心臓が最大に血液を送りだした時（左心室の収縮期）に圧迫部位にかかる圧力が最大血圧、逆に心臓が最も血液を送らない時（拡張期：左心室が心房から血液をを受け取るために開いたとき）動脈には心室からの圧が加わらないから血管がつぶれ始めるのだが、これが最低血圧として出てくる。一般的に健康な成人では最低血圧は約89 mmHg以下、最高血圧は約139 mmHg以下ということになっている。最低と最高の幅が異常に狭いことは心臓の拡張と収縮が十分に機能していないことを意味し、虚血性心障害の危険がある。ところで、病院に行くと必ず血圧を計られるが、その理由は血圧は心臓の病気以外の多くの病気でも変化がでてくるためである。例えば血圧を左右する因子として　①腎性因子、②内分泌性因子、③血管性因子、④遺伝性因子、⑤食性因子などがあげられるが、医師は患者から様々な病状を聞きさらに血圧のデータと比較して総合的に病気を診断する。

7　血圧測定研究の昔話

　人の血圧を計るといっても、動脈を切開するわけにもいかず、ウマを使って研究した時代がある（図4-8）。イギリスのヘイルズ（Stephan Hales：1773年）という人（18世紀後半）がウマの頚動脈にガラス管を挿入し、血液の出なくなる高さまでガラス管を高くし、それと同じ圧力になる水銀柱との高さを比較することで血圧を計ることを考案した。まさに、迫力ある実験であったことがうかがわれる。ウマも思わず貧血を起こすような実験風景が想像される。

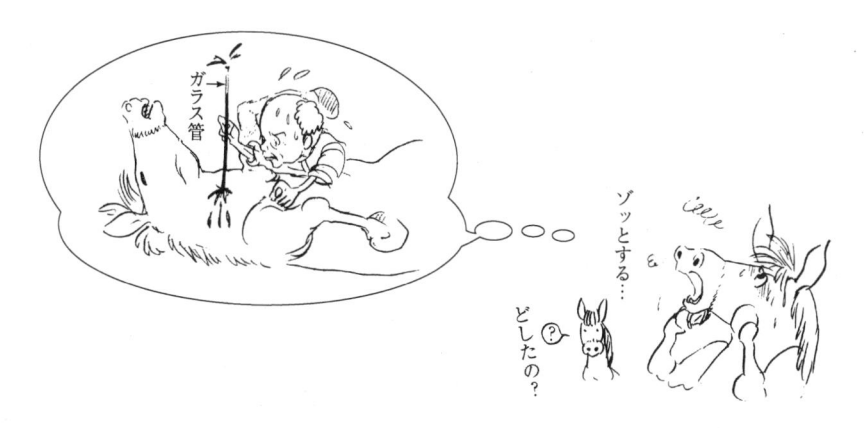

図4-8　ヘイルズの血圧の実験

8 脈は腕でしかとれないか？

　動脈は大切な血管であるとともに体温を全身にくまなく運ぶため、体表には少なく筋肉に囲まれ身体の深い場所を通過している（付録図5参照）。しかし、脈の触れる場所は体の様々な場所で見られる（図4-9）。患者の状態や負傷の場所によっては脈をとる場所を考える必要がある。例えば、両腕に大怪我をした人がいても、腕から脈がとれないといって慌てないで冷静に脈の触れる場所をさがしてみよう。図4-9に示してあるところから脈に触れることができる。救急看護の練習のつもりで一度やっておくとよい。

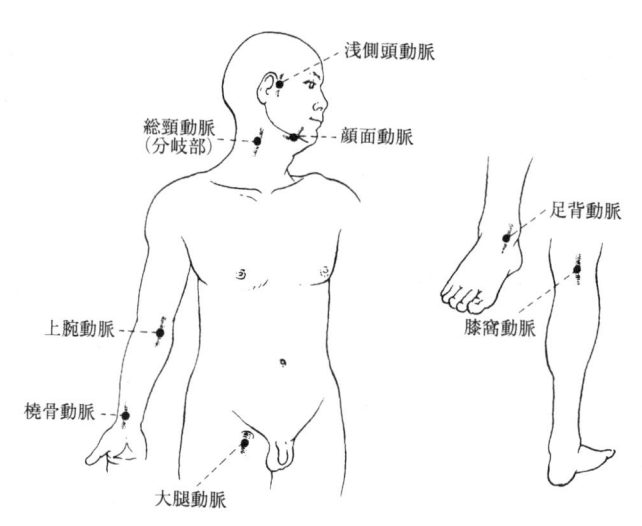

図4-9　脈拍をとる体の部位（吉川ら、1998）

5 宇宙基地の空調システム（呼吸器系）

　体の細胞は絶え間なく生命活動を営んでいる。それは自動車がガソリンを燃焼してそのエネルギーを使ってピストンを動かし車の動力に変えるのと同じようなものである（図5-1）。それには酸素が必要だし、その結果二酸化炭素が作られる。細胞も同じことで、酸素を使用し栄養分を燃焼させ活動のエネルギーを得る。したがって、酸素は絶えず供給しなければならない。しかし、自動車のエンジンは空気にさらされているのに対して、体の中の細胞は空気というか酸素とは直接接点を持つことはない。そこで、鼻や口から取り入れた酸素を肺で血液の中に取り込んで、それを細胞まで運んでもらう仕組みが人には必要になる。それを行うのが呼吸器系の働きになる（付録図4に概略を示す）。

　そのために、人は毎分約21回の呼吸を繰り返している。1時間では126回、1日ではなんと3,024回という計算になる。つまり私たちの体内には絶えず新鮮な酸素を含んだ空気を送ることが必要である。締め切った部屋でストーブを燃やし続けると頭が痛くなったり、アクビが出たりする。これは、部屋の空気中に二酸化炭素が増え酸素が欠乏したことへの反応として起こる体の生体反応である。神経細胞は酸素の不足に敏感で酸素が不足になると、即呼吸のセンターに指令を出す。アクビはいわば

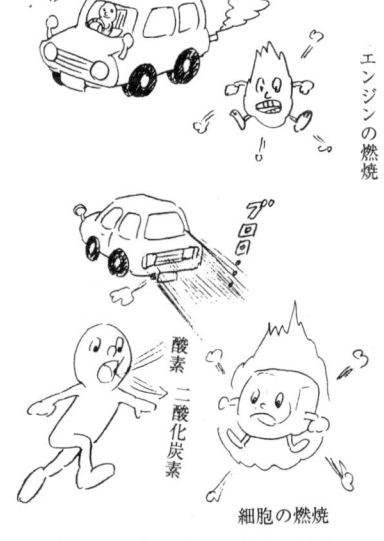

図5-1　体にとって必要な酸素

酸素不足に対応する深呼吸のようなものである。もっとも、退屈な授業や寝不足でもアクビはでるが、その仕組みはまた別の機会に譲ることとする。

1 低くても高くても働きはどれも立派な鼻

　口は災いの元とかよく言われるが、実は健康の元である。食べたり飲んだり、空気（酸素）を取り入れ二酸化炭素を排出するのも口である。口なくしては一刻も生きていけないのだから災いの元なんていうのは口が可愛そうである。もっとも呼吸について解説する場合、医学的には、空気を取り入れるのは鼻ということになっている。空気を取り入れてから肺までの通路を気道といい、そのスタート点が鼻である。しかし、実際は口も大いに使っているので厳格な解剖学者からはお叱りを受けそうだが、口と鼻を一緒にして扱うこととする。いずれにしろ呼吸器系の始まりには口と鼻があるわけだ。

　さて、鼻であるがこの中は外から見るよりはるかに複雑にできている。鼻

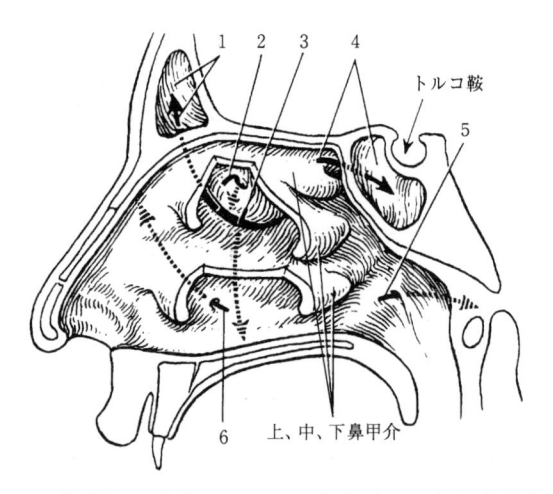

1．前頭洞 ← 中鼻道　　　4．蝶形骨洞 ← 上鼻道（蝶篩陥凹）
2．篩骨洞（前方群）← 中鼻道　5．耳管咽頭口 ← 咽頭鼻部
3．上顎洞 ← 中鼻道　　　6．鼻涙管 ← 下鼻道

図 5-2　鼻腔の構造（吉川ら、1998）

孔が2つに分かれているのは外から容易にわかるが、鼻腔も鼻中隔という板によって2つに隔てられている。この鼻中隔は骨でできているが、それが曲る病気を鼻中隔湾曲症という。左右の鼻腔はその奥にある咽頭で一緒になる。一方、鼻腔の外壁には棚のように上から3つの出っ張りがあり、それらは介（貝と同じ意味）に似ていることから上鼻甲介、中鼻甲介および下鼻甲介と呼ばれている（図5-2）。

　この棚のような出っ張りには多くの血管が分布しており、鼻孔から取り入れられた空気を咽頭に進む間に暖める役割と空気の流れを咽頭に向かいスムースにするための整流装置になっていると考えられる。空気を体内に入れるまでに暖めることは体内の温度を保つ意味でも大切だし、冷たい空気が一気に気管や肺に入ると肺が機能を十分に発揮するほど拡張しない。このように鼻に入った空気を暖めるためさらに副鼻腔という4つの腔が顔面をつくる骨の中にあり、鼻腔とつながっている（図5-3）。それらは前頭洞、上顎洞、篩骨洞および蝶形骨洞と呼ばれている。しかし、動物はともかくヒトではこれら副鼻腔への入口がとても小さいため、十分にそのような働きをしているかは疑問である。ヒトでは入り口が狭いためいったんここが細菌により感染すると、洗い流されることもなく炎症を起こすことを副鼻腔炎といい、その結

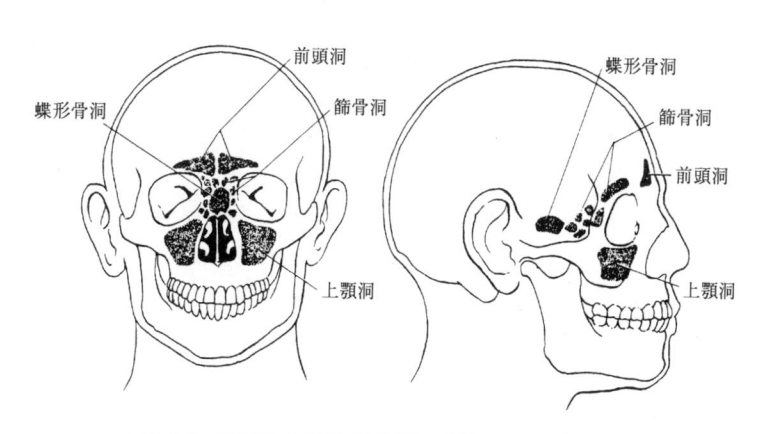

図5-3　副鼻腔の位置（投影図、吉川ら、1998）

果として膿がたまることを蓄膿症という。歯の病気でこの病気になることもある。例えば、上顎の歯槽は上顎洞のすぐ下にあるので虫歯の細菌が上顎洞に入り副鼻腔炎になることがある。

　鼻腔の粘膜には一面に線毛が生えていて、吸い込んだ埃や細菌を外に掃き出すようにそよいでいる。さらにこの粘膜から粘液がでて鳥餅が鳥をつかまえるように埃や細菌を捕える（図5-4）。これが乾燥してかたまるといわゆる鼻糞というものになる。このように鼻の段階で肺に暖かくきれいな空気が取り入れられるような装置がある。アレルギー性鼻炎になると花粉などの抗原が肺に入らないよう過度に働きすぎて洗い流そうとする粘液がたくさん分泌されるために鼻汁が止まらない。鼻炎の人がチリ紙を放せないのはそのためである。

　さらに、鼻は空気を最初に取り入れる場所の利点を使って匂いを感知する。空気中に有害なものはないか、あるいは悩ましいフラッとするようないい匂いがないかを一早く感じ取る仕組みがある。このような匂いのセンサーの働きをする細胞を嗅細胞というが、これらの細胞は鼻腔の天井の粘膜に分布している（12章　図12-7参照）。風邪をひくと匂いを感じるのが難しくなるのは、鼻汁が空気とこの細胞の間を遮断することが原因となる。このように美貌のために鼻があるわけではないから鼻が低くてもなにも気にする必要はない。鼻毛も必要にせまられて伸びてくる。

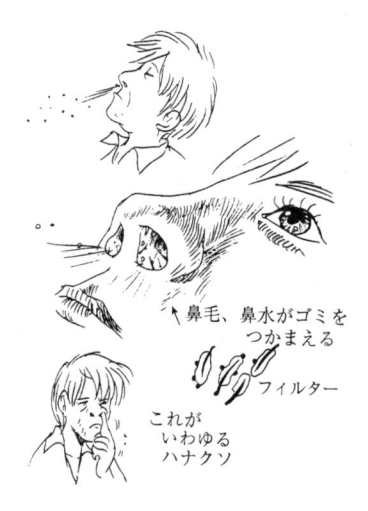

図5-4　鼻腔の働き

2 甘いささやきや怒りの音色を作る

　口腔と鼻腔が合流するところを咽頭という。さらに奥に進み気管と食道の分岐する場所を喉頭(こうとう)という。外からみると喉仏といい解剖学的には甲状軟骨の中央部が突出した喉頭隆起（アダムのりんご）の高まりのすぐ上に相当する場所になる。このところに気管のスタートがある。気管には喉頭蓋という蓋がある。食物が喉頭にさしかかると、その周囲の壁（咽頭(いんとう)や喉頭壁）が食物の通過を感じてそれを中枢に送る。まさに、皇族か外国からの国賓がパレードをする時、要所要所の通過を警備本部に連絡し、ことが生じたらすぐに対応できるような警備システムに似ている。食物の通過を報告された中枢は喉頭蓋(がい)を閉じるように蓋を動かす筋に指令する。こうして、気管に蓋がされ食物が気管に入るのを防いでいる。間違って、気管に食物が入るとものすごい勢いで肺から空気を逆流させ押し出す。これが、「むせる」という現象となる。このときの吐き出す呼気の速さはなんと秒速 120 m ともいわれる。新幹線よりやや速いことになる。

　ところで、呼吸の際通過する空気の流れを利用して発声をするのも喉頭が行う。この付近にある甲状軟骨の中は突出した声帯ヒダと室ヒダに囲まれてできている。これらのヒダは軟骨を動かす喉頭筋によってその張りを緊張したり緩めたりできる。あたかも笛の穴を指先で閉じたり開いたりして音色を変えるような働きがある（図5-5）。発声はこのような場所の空気の流れを変える装置と鼻腔や咽頭の形や肺からの空気圧で様々に変えられる。

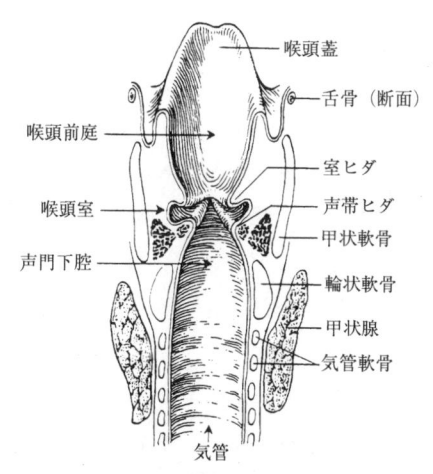

図 5-5　声帯ヒダと甲状軟骨

3 空気のとおるパイプ

　気管の長さは約 16 cm で、洗濯機の排水ホースのような太さとリング状の凸凹をもった管になっている。このリングを作っているのが輪状軟骨という軟骨であり、骨と骨の間は平滑筋でつながっている。このような作りは、たぶん頸をねじったり、曲げたりしてもねじれたり折れ曲がったりしないようにできているのだと思う。これが、いちいち折れ曲がったり、捻れたりしたら頸を動かすたびに窒息の危険がある（図5-6）。気管は第4～6胸椎のあたりで左右の気管支に分かれる。さらに、左右の気管支は右が3本、左が2本に枝分かれをする。それは、肺が右では3葉、左では2葉に分かれているためである。このように肺はいくつかのパーツに分かれているため癌や肺炎などで一部だけを摘出するような手術はやりやすい。さて、各々分かれた肺葉に入るとどんどん枝分かれをして最終的には全部合わせて5億本の枝になると考えられている。

　ところで最近気管支喘息が増える傾向にあるという。1996（平成8）年度の厚生省アレルギー疫学研究班の調査によれば、15～29歳では3.5％、30～49歳では1.5％もの割合で喘息にかかっていることが報告されている。喘息にはいろいろな原因がある。気管支の中でも肺胞に近くなると軟骨がなく平滑筋と粘膜でできた管になっている。普段は粘膜からは空気と一緒に入り込んだ埃とか異物を洗いながす粘液が出ているが、その反応が過敏になると必要以上の粘液が出て痰となり気管の腔を塞ぐようになる。さらに、異物に過

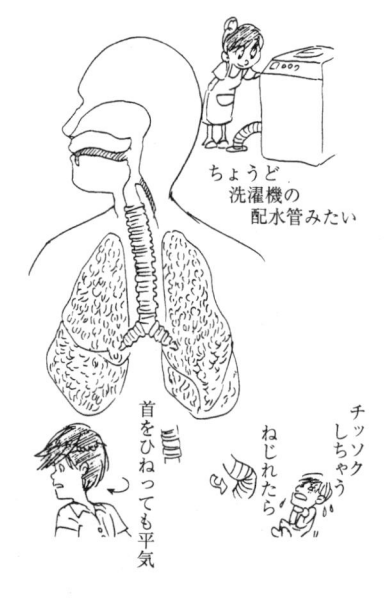

図5-6　洗濯機のホースのような気管

敏になった気管の粘膜は炎症のような現象が生じるため血漿や異物に対抗しようと毛細血管から白血球やリンパ球が浸潤して気管の壁が腫れて内腔を狭くする。このように気管支が狭くなって酸素の供給ができず、呼吸困難に陥るのが喘息といわれる。このような気管に反応を起こさせる異物をアレルゲンというが、それには家ダニやカビから始まってその種類はたくさんあるし、人によって何がアレルゲンになるか様々である。一度、見初められたら結構しつこく長い付き合いを強いられるし、場合によっては心中ということにもなりかねない。現に、最近の厚生省死因統計によれば人口10万人当たり5人前後の喘息による死亡者がでている。

4 ガス交換をするシャボン玉のような肺胞

先に気管はどんどん枝分かれして5億本ぐらいになると述べたがその枝の先端に肺胞がある。1つの肺胞は上皮細胞という扁平な細胞がつなぎあわさりシャボン玉のように薄く、たった1枚の膜でできたような球をつくっている。その直径は約500〜600μmしかなく、管の末端に数個ついている。その様子はあたかもブドウの房かクワの実の付き方にも似ている（図5-7）。この肺胞が集まったところを肺というわけだが、体にとって大切なところだから、1か所パンクしてもそれが全体に広がらないように右が上葉、中葉、下葉の3葉に、左が上葉、下葉の2葉に分葉している（図5-8）。火事の延焼を防ぐ防火帯のような構造ともいえる。肺胞の総数は6億個とも言われているし、それを広げると200 m²にもなる。それだけ、血液と酸素の接する面積を広くしてガス交換の効率を上げているのである。ガス交換のための仲人はいうまでもなく赤血球になる。肺胞と肺胞の間をとおる毛細血管は間質である肺胞中隔で隔てられているが、赤血球の運んできた二酸化炭素はその間をとおり肺胞に入り、その代り肺の酸素は毛細血管に入り赤血球のヘモグロビンと結合する。ただ長い間、塵埃にさらされたりして肺胞中隔が厚くなると酸素と二酸化炭素が自由に血管と肺胞の間を行き来することが難しくなる。このよ

な状態を肺線維症という。こうなるとガス交換がうまく行われず呼吸困難になり死にいたる。

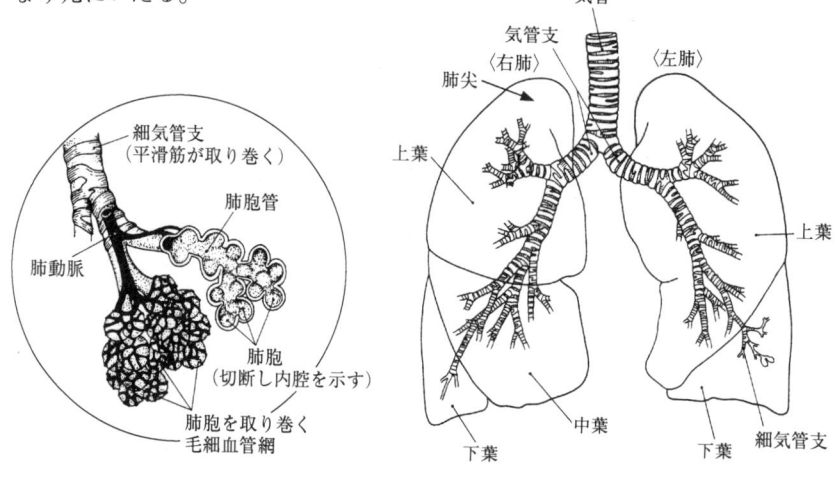

図 5-7 肺胞の図（河野ら、1993）

図 5-8 肺の区分（河野ら、1993）

5　肺に出入りする血管

　肺は血液のガス交換をする役目を担っているため、常時多くの血液が肺に存在し、その量は 900 mℓ にも及ぶ。したがって、シャボン玉のような膜の薄い肺胞が無数に存在しているにも関わらずピンク色をしている。肺を経由して酸素を受け取った血液でなければ体の中で役目を果すことができないようになっている。ガス交換のために肺には心臓を中心として巡回する循環系がある。それを特別に肺循環という。全身を流れて各組織から二酸化炭素を受け取った血液は大静脈に入りここから心臓の右心房に戻る。右心房から血液は右心室にいき、この部屋から肺に送られる。この血管は心臓の拍出を受けるので肺動脈と呼ぶが、まだ肺をとおっていないので血液は二酸化炭素を多く含む静脈血である。この血液が約 6 億個の肺胞の洗礼を受けて酸素を多く含んだ血液になる。そうすると今度は肺静脈という心臓に帰る血管にそれらきれいな血液が託される。このために、静脈の中を流れる血液だが成分的に

は一番新鮮な動脈血になる。こうして心臓の左心房に入る。その後は左心室に送られ、左心室の強い収縮で押し出され大動脈を経て全身に回る。この時の圧がいわる血圧となる（4章6参照）。

6　肺の膨らみを助ける筋

　肺は空気の流入によって膨らみ、その容量は多少個人差がみられるものの約3,000 mℓ にもなる。空気を吸い込む力は、胸腔内の陰圧による。胸腔は腹腔と横隔膜によって隔てられている。だから逆立ちしても内臓は肺や心臓を圧迫したりしない。また、この腔は閉鎖空間になっている。したがって、図5-9のように横隔膜が下に下がると胸腔は陰圧になり空気が肺に入り込む。一方、これと同時に肋骨と肋骨を結ぶ肋間筋が各々の肋骨をつり上げるように収縮して胸郭を大きくする。それにより陰圧はさらに強くなり、空気を吸い込むことができる。呼気の場合はその逆で横隔膜は上がり、さらに外肋間筋の働きで肋骨は下に引き下げられて胸郭を小さくして息を吐き出す。胸郭は肋骨の籠でできたザルを逆さまにしたようなものだが、その骨組みになっている肋骨は背骨と関節しておりパラシュートを開くように広がったり、しぼんだりできる（図5-10）。このように肋間筋は肋骨を引き上げたり、下げた

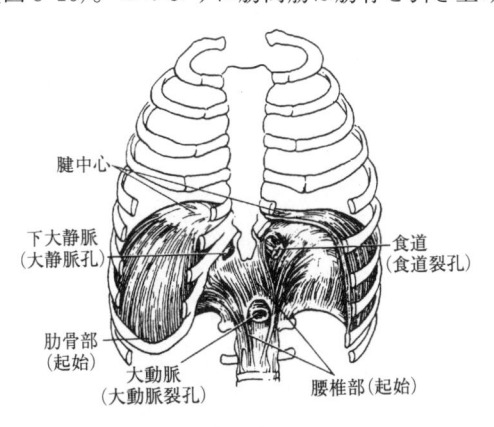

図5-9　肋骨と横隔膜（吉川ら, 1998）

りして呼吸には欠かせない筋だが、私たちが食用として使う牛や豚のこの部分はバラ肉やスペアリブとなってしまう。

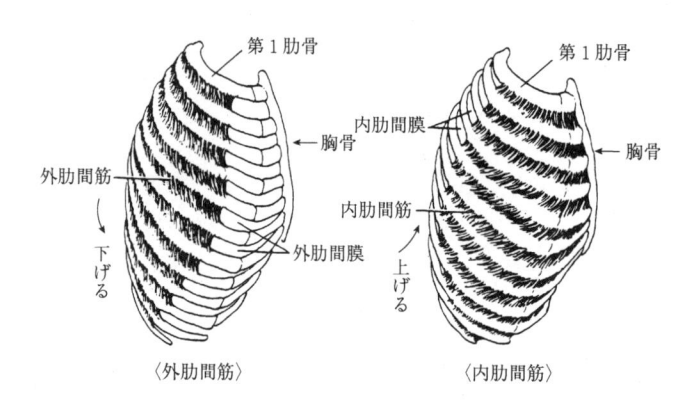

図 5-10　呼吸を助ける筋肉（肋間筋、吉川ら、1998）

6 宇宙（体）を作る素材の仕入れや合成の工場（消化器官）

　言うまでもなく人体を構成する全ての器官は休むことなく生命活動を営んでいる。このためのエネルギーや絶えず死滅しては新しく再生される細胞の原料を摂取する働きをするのが消化器官である。さらに摂取した原料を自分の体に合った生命活動のタンパク質や分子に作り変えたり、その結果生じた老廃物を体に無害な物質に作り変えるのは肝臓の役目である。一方、食べたものを吸収できるようにできるだけ小さくする消化酵素の多くを生産する働きは膵臓や小腸にある。いわば消化器官は体のエネルギー源や体を作る素材を仕入れて、それをもとにして目的に見合った商品を作りだす工場のようなものである。この章ではこのような体の素材の仕入れや再生をする営みについて解説する。私たちが日々食事をとるのはごく当り前のことではあるが、それは体の中にある個々の細胞を養うためである。動物として体を維持するための最も基本的な行為である。ただ、人間は長い歴史において、この基本的な行為を「食文化」によって楽しむことも身につけた。そのために、体を養うという本質を忘れ美食に走り逆に体を壊す結果をもたらすこともしばしばである。もう一度、「食」について考えてみる必要がある。このことを考えると好き嫌いもいっていられないし、美食に走ることも自重せざるを得ない。

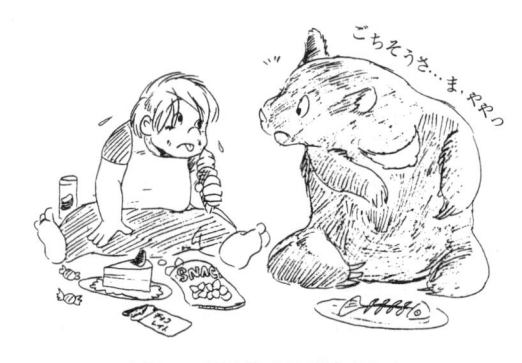

図6-1　野生動物は飽食をしない

野生動物は飽食をしない（図 6-1）。彼らは、むしろ人間よりそのことをわきまえているかのようである。

ところで消化には噛む、飲み込む、混ぜ合わせるなどの物理的消化と、酵素の力を借りて食べたものを小さな単位にして腸壁の細胞が取り込む（吸収）ことができるようにする化学的消化とがある。

物理的消化はどちらかと言えば餅つき機械のようなものである。餅米をすり潰し糊のようにするのと同じ様に、まず歯を使い食物をできるだけ小さく粉砕すると同時にねり混ぜる。次に胃や小腸の動きを使い、さらに混ぜ合わせる。このような作業をしながら化学的消化として唾液や胃液さらには膵液などにある酵素によって力だけでは分断できなかった食物の素材を化学的に分断する。食物は分子が鎖になっているようなもので、その鎖の輪を外して一つ一つにするのが酵素である。詳細は後述するが糖質はブドウ糖、タンパク質はアミノ酸、脂肪は脂肪酸とグリセリンに分解されて腸の細胞に取り入れることができるようになる。

1　消化器官とその区分

消化管についてみると、図 6-2（付録図 4 参照）のように口から肛門まで働きや構造でいくつかに区分される。また、消化管の途中で様々な消化酵素

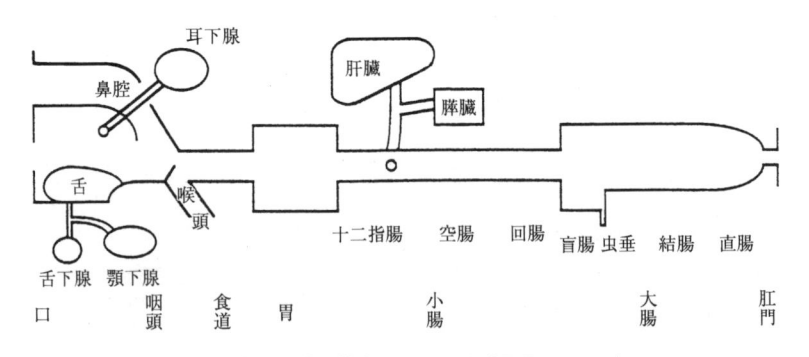

図 6-2　消化器系の構成とその区分（馬場ら、1995）

を生産したり吸収した養分を蓄えるための器官が管につながっている。それが唾液腺、膵臓および肝臓でありこれらの器官を附属消化器官と呼ぶ。

　消化器官はまず口腔から始まり肛門に終わる。消化管は私たちの体の中をトンネルのように貫いている（図6-3）。いわば消化管の内腔は外界と通じているのである。だからこそ、胃カメラを飲むこともできれば、肛門からカメラをいれて大腸癌などを調べられるのである。食物はこのトンネルの中を通過するうちに物理的消化や化学的消化により、どんどん形を変えられ、体内に吸収され体をつくる原料やエネルギーとして使われる。原料として取り込まれなかったものはそのまま下って肛門から出て行くことになる。

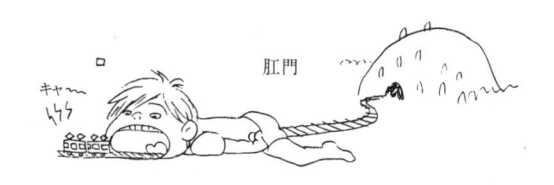

図6-3　消化管は私たちの体を貫いている

2　口の中の装置

　昔の話だが、貧しい家では子どもが多かったり、働けない老人がいたりすると口べらしと言って、老人を山に捨てたり、幼い子どもの命を奪ったりした歴史がある。近代はそこまではいかなくても、まだあどけない子供を丁稚に出したりした。これは、家族みんなが食べるだけの食物を手に入れられなかったためである。このようなショッキングな話からもわかるように「口」は食の行為をする最初の器官なのである。貧しい昔の人は不幸にも人間という存在よりこの口の数に頭を痛めたようである。これは広く考えると人口問題にもなる。人の数を示すのにヒトと口を合わせて「人口」というが、これはどうやら数を示すより、食を意識した言葉のように思われる。食糧問題と人口問題は現在の地球の大きな社会問題でもある。その具体例としては中国

の一人っ子政策がよい例である。

　ところで口の中には歯が上顎と下顎を合わせて32本整然と並んでいる（ただ第三臼歯、通称親知らずが口腔にでてこない場合もあるから全てがこの数に一致するわけではない）。ちなみに歯は片側の上・下顎の数で示すのが慣わしでそれを歯式という。人の歯式は次のように表わされる。

$$\frac{2\cdot1\cdot2\cdot2\sim3}{2\cdot1\cdot2\cdot2\sim3} \quad \frac{切歯・犬歯・小臼歯・大臼歯}{切歯・犬歯・前臼歯・臼歯}$$

　それぞれに名前がついてその特徴を表している。この歯が消化の第一歩を担う。最近、子どもの顎が小さくなり、決まった数の歯が整列できないため歯並が悪くなったという。顎を使う食べ物が少なくなったためと言われている。これも歯が消化の入り口である事実を物語っている。お腹の中に食物が丸ごと入ったのではいくら丈夫な内臓の持ち主でも適わない。歯は食物を細かく粉砕してお腹の中で食物が消化液に混じりやすくする働きをする。このために、歯には砕く目的で様々な形がある。奥歯と言われる臼歯は摺砕く働きをするため上面が広く、切歯は噛切る働きをするため薄く刃のようになっている。いわば二徳ナイフのようなものかもしれない（図6-4）。

　従って、歯の表面はエナメル質と言い水晶に近い硬さを持ち、生体では最も硬い物質である。その内部はゾウゲ質と言いエナメル質についで硬い材料でできている。さらに内側はセメント

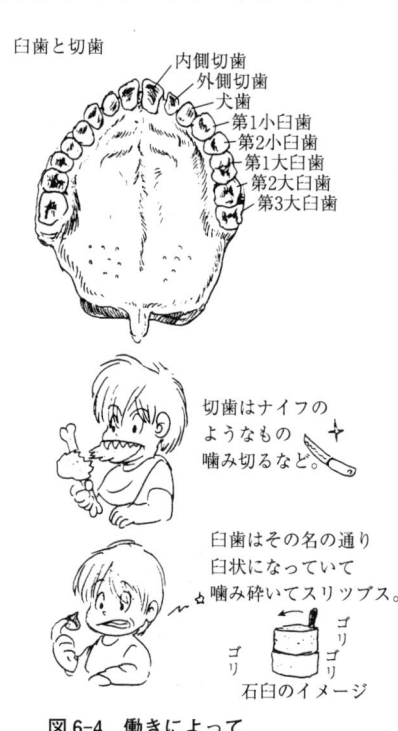

図6-4 働きによって様々な形になっている歯

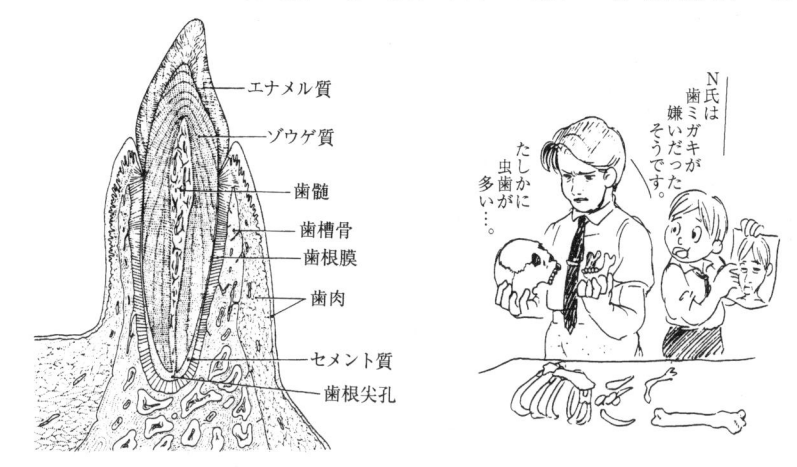

図6-5 歯の構造　　　　　　　図6-6 法歯科学

質と呼び骨に近い物質でできている。中心には歯髄腔があり神経や血管が入っている（図6-5）。歯痛はこの神経によって生じる。このように硬い物質でできているため、死後も原形をとどめることが多く、身元不明の死体や腐敗が進んで個人を確認できない場合でも、歯型や治療の跡から個人を識別することが可能である。このような研究分野を法歯科学という（図6-6）。

3 唾液腺の働き

　唾液腺には耳下腺、舌下腺、顎下腺がある。それぞれ耳の付け根、舌の下、顎の下にあることからこのような名前がある（図6-7）。これらの腺から集まった管が口腔に開いている。耳下腺はプチアリンという糖質を分解する酵素を生産し、サラっとした漿液性の液を生産する。その他二つの腺は酵素の他ねばっこい粘液性の液を生産し食物が喉を通過しや

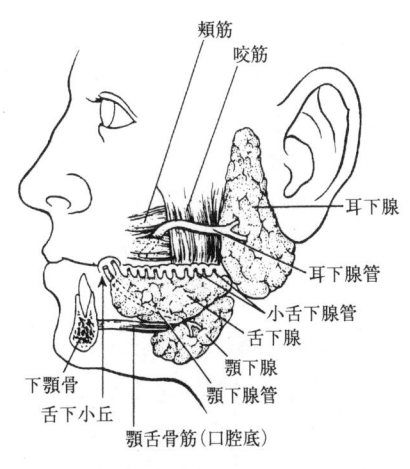

図6-7 唾液腺の位置（吉川ら、1998）

すくする。よく噛んで食べるとご飯も糖に分解され始め甘味がでてくるようになる。昔、酒を造るとき美しい少女を選んで飯をよくかませ唾液の酵素がほどよく混じったところを酒がめに吐きださせ発酵させたようであるが、酵素の働きを知らなかった昔の人は経験から唾液の消化能力をわかっていたようである。つまり、糖質を分断して微生物による分解・発酵を助ける唾液の力を知っていたのである。唾液と混ざった食べ物は3秒くらいで胃に到達する。もし唾液がないと一口の食べ物も胃に到達するのには何分もかかることになる。一方、唾液にはカルシウム、リン酸およびフッ素イオンが含まれており歯を丈夫にしている。さらにはリゾチームという殺菌や抗菌作用を持つ酵素を含み虫歯の予防もしている。この唾液は成人で1日1〜1.5ℓ分泌されている。ちなみに、ウシやウマは1日40〜50ℓ分泌されている。これだけの水分がそのまま口や肛門から出てしまってはすぐ干からびてしまうのだが、実際は大腸でほとんど再吸収され体内に戻る。

4　空気をとおさない食道

　口（咽頭）から胃まで食物を運ぶのが食道である。この管は私たちの気管の裏側に張り付くように存在する。その長さは約25cmであり、鎖骨の高さより胸腔に入り横隔膜を貫き胃に到達している。食物が通過しない時は内腔は閉じており、食物がとおる時その部分だけ拡張する仕組みになっている（図6-8）。だから胃の内容物は逆流をしないし、空気を食べ物と一緒に飲み込むこともない。もし、食道が開きっぱなしだと空気も入り、食べ物をを入れるスペースがなくなってしまう。カスミをくっては生きていけないのである。ま

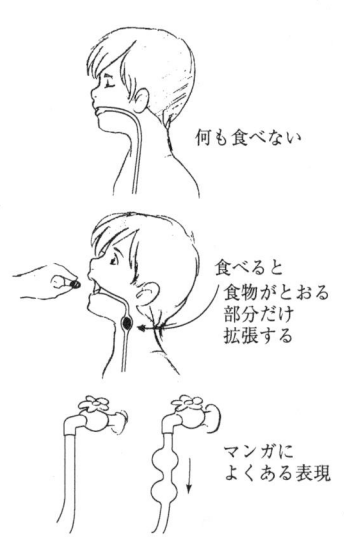

図6-8　食道の食物を送る様子

た、この管は積極的に動いて（蠕動運動）食物を下部に送っている。なにも、食物が重さで胃に落ちていくのではない。だからこそ、逆立ちをしても水をのむことや食べることもできるのである。

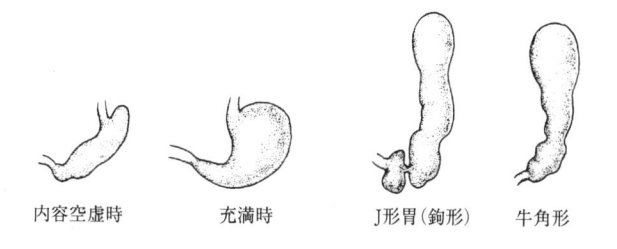

図6-9　胃の各種の形状

5　消化の始まり――胃

胃は英語で stomach、ドイツ語で magen、焼き鳥屋ではガッツという。食道に続いており食道との境には噴門という内容物が逆流しないような仕掛けがある。胃の出口につながる十二指腸との境界は幽門という。これらの門には特殊に発達した括約筋（噴門括約筋と幽門括約筋）があり胃の内容物の出入りを調節している。いわば、胃の門番のようなものである。胃壁の細胞ではタンパク質を分解する消化酵素ペプシン、塩酸、胃の内壁を守る粘液などが作られている。これらを合わせて胃液と呼んでいる。よく薬の宣伝などで示される胃の形は筋がすっかりゆるんでいる状態である。実際は動きが活発でいろんな形をとっている。それは胃の壁の外壁はいくつかの層からなる筋肉でできており、この筋が必要に応じ活発に弛緩したり収縮したりするからである（図6-9）。それが証拠に満腹時の胃の容積は空っぽな胃の100倍

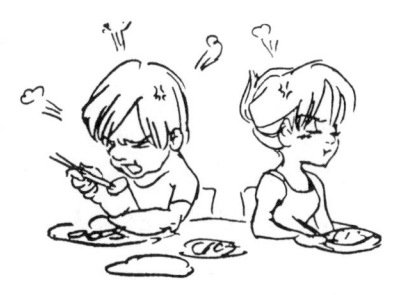

怒り、不安、不満などは胃の活動を促進する神経の働きを抑える
↓
消化に悪い

図6-10　胃の消化に悪い1コマ

も膨らむと言われている。

　胃壁から分泌する塩酸はpH1で強酸性であるが、その分その酸性の持つ殺菌や酸の力で胃内容物の腐敗や発酵を防いでいる。また、ちょっとした細菌もこの酸によって殺菌されてしまう。このように強い酸とタンパク質を分解するペプシンがあるにもかかわらず自分の胃が消化されないのは、胃の内面が多量の粘液で覆われているからである（図6-11）。つまり、この粘液が胃壁と酸やペプシンの間にバリアを作っているのである。ストレスかなにかでこの粘液が分泌されなかったりすると自分の胃を消化してしまうことになる。この状態を胃潰瘍という。怒り、不満、不安などは胃の活動を促進する神経の働きを抑えるとともに、胃液の出方も悪くする（図6-10）。このため、怒りながら食事をすると消化が極めてわるくなり、胃潰瘍にもなりやすくなる（図6-11）。昔、ある王様が食事中に家来が緊急の報告を知らせにきたが、その王様は「悪い知らせなら食事の後にしろ、食事をしながら悪い話は体に障る」といったそうである。まさに、食を心得た王様である。ところで、胃液は1回の食事で500〜700mℓ分泌されている。

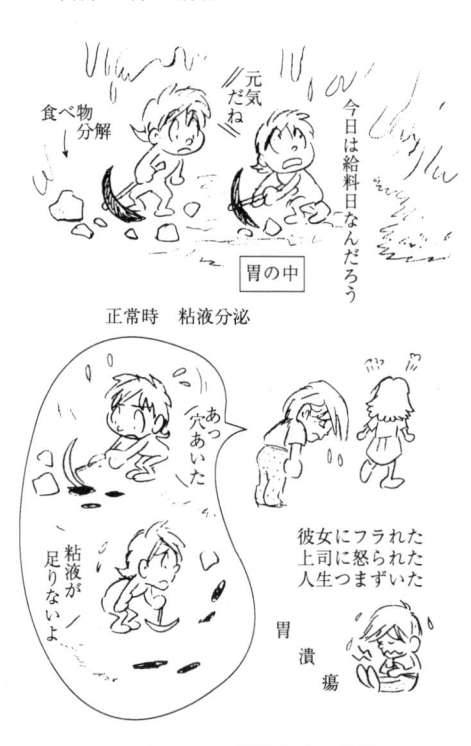

図6-11　胃壁を守る粘液

6 小腸(十二指腸、空腸、回腸)

　栄養分を消化したり、吸収したりする活動が最も活発なところが小腸である。吸収は食べ物の素材を分子のレベルまで細かくして初めて可能になる。例えば、タンパク質はアミノ酸、糖質はブドウ糖の形で吸収される。これらを吸収したり消化したりする小腸の内壁には、輪状ヒダという凸凹がいくつもあり、さらにその表面はフワフワした毛状の突起(微柔毛)で一面が覆われている(図6-12)。この柔毛には吸収上皮細胞と呼ばれる小さな細胞がびっしり並んでいる。小腸の長さは5〜6mであり、このヒダと微柔毛の凸凹を含めて小腸の広さを考えると、なんと120畳分の広さになると推定されている(図6-13)。その理由は栄養分との接触面積を増やすためで、できるだけ多くの養分を吸収する人体の知恵とも言える。言わば植物の根が地下に無数かつ長く伸びて養分吸収をしているようなものである。このような装置とは別に腸の壁は縦・横に平滑筋が走っており、これらの筋が分節や蠕動運動を起こし食物の混合や移動を行う。これが先に述べた物理的消化の一面だが、腸の壁には糖質やタンパク質を分解する酵素を生産する働きがある。
　さらにこの働きの大きな助っ人として膵臓で分泌される膵液や肝臓で作ら

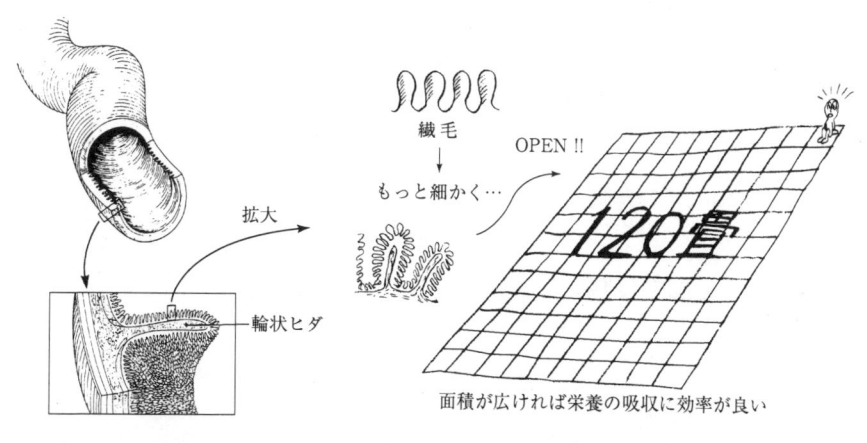

図6-12　小腸のヒダ　　　　図6-13　小腸を広げるとこんなに広い

れる胆液が十二指腸に放出され化学的消化が完璧にできるようになっている（図6-14）。胃の後に最初に出てくるのが十二指腸である。これは指がちょうど12本並ぶ長さに相当することからこの様な名前がついたようである。十二指腸が最初に出てくるのは多くの消化酵素を出す膵臓からの管がここに開口し、本格的な消化活動を開始するためである（図6-14）。

　十二指腸の次にくるのが空腸だが、これは死んだ動物なり人を解剖してみると腸内容物がこの部位になく空っぽなことからこのように命名された。また、学名では、このように死後にみるといつも空っぽであることから断食をしている腸という意味で「jejunum」という名前が付いている。回腸は小腸の最後の部分で盲腸に繋がるが、非常に曲がりくねっていることからそのように呼ばれるようになった。

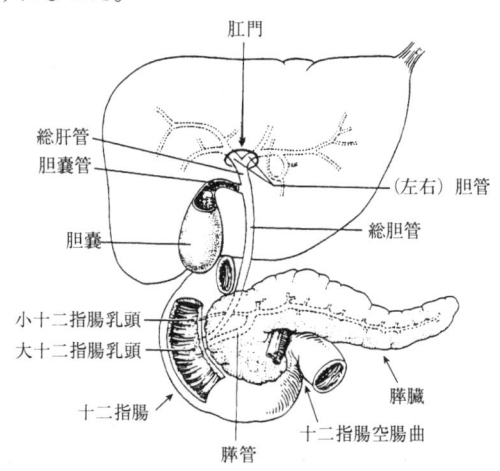

図6-14　肝臓・膵臓と十二指腸（吉川ら、1998）

7　大腸（盲腸、結腸、直腸）

　大腸は水分やミネラルを吸収する場所で、食べ物の残りから水分を吸収し、糞塊を形成する働きをする。これまでの話で、消化管には唾液から始まり胃液など1日何ℓもの水分が分泌されていることがおわかりと思うが、この水

分のほとんど、約90％が大腸で再吸収されている。下痢になると、糞の形成や水分の吸収ができなくなり水様の便になる。ひどい場合には極度の脱水症状になってしまう。子どもは体内の水分が大人より必要なため下痢ごときと軽んじられない。思わぬ早さで重篤な脱水症状に陥る場合が多い。ところで、人間もそうだが動物の大腸には大腸菌が棲んでおり、彼等はビタミンを作ってくれる。よく、極寒地に住むイヌイットは狩猟した動物の内臓を生で食べるといわれるが、普段ビタミンをとることが少ない民族は動物の内臓にビタミンが多く含まれることを体験的に知っているのである。

　大腸の長さは1mくらいあり、盲腸・結腸（上行結腸、横行結腸、下行結腸、S状結腸）・直腸に分けられている（図6-15）。このうち盲腸は文字どおり先端が閉鎖（盲）した袋状になってるが人間では退縮してわずかな長さしかない。先端が退縮した結果できた5〜6cmの鉛筆の太さの袋状の突起を持っており、虫がぶら下がっているように見えることから虫垂という。この部分がなにかの原因で炎症を起こすと虫垂炎という。虫垂炎で痛みの強い部位は一般的に臍（へそ）と腰骨（上前腸骨棘（きょく））を結ぶ線上で腰骨から1/3のところになる。この点をマックバーニの圧痛点といい医師が診断の時に押してみる部位である（図6-16）。

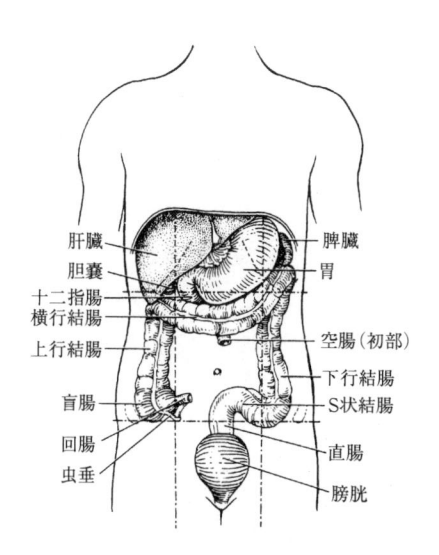

図6-15　大腸の様子（吉川ら、1998）

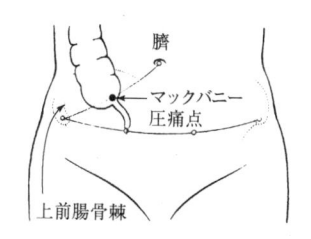

図6-16　虫垂の腹壁への投影（カフレ、1972）

8　物質の処理工場としての肝臓

　昔から肝要とか肝心とかいわれ、大切なことの例えにあげられるくらい重要な臓器で、読者のみなさんも肝臓の大切さはお認めのことと思う。肝臓は腹の右上に位置し、お腹の臓器にもかかわらず肋骨の篭につつまれ保護されている（図6-17）。重さは1.3 kgで体内でもっとも重い分泌器官の1つである。

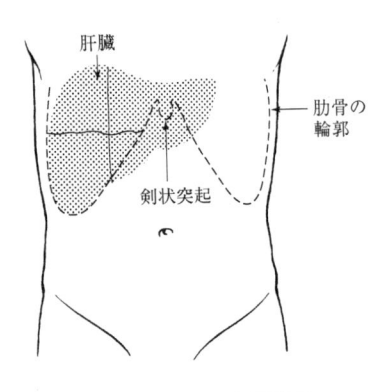

図6-17　肋骨と肝臓の位置関係
（カフレ、1972）

　最近、肝臓は生体肝移植という言葉でよく新聞やテレビのニュースに出てくる。体にどうしても必要な肝臓に致命的な障害が生じたときは、生者からの肝臓移植が必要となる。特に、乳幼児や小児にみられる先天性胆道閉塞症などの場合、移植しなければ幼い命を救うことはできない。このような移植の場合、父母兄弟など比較的血縁が近く移植による拒絶反応が生じにくい親近者の肝臓の一部を患者に移植することが多い。これを生体肝移植という。これほどまでにして肝移植をしなければいけない理由は以下の肝機能をみればよく理解いただけることと思う。

　肝臓の働きは　①タンパク質、脂肪、糖質の合成。②グリコーゲンの貯蔵。③胆汁の生産（1日1ℓ生産）、脂肪の消化やビタミンの吸収に一役かう。④タンパク質の分解産物であるアンモニアの無毒化。⑤アルコール、ニコチンなどの分解（解毒）。⑥ビタミンA、D、B_{12}などの貯蔵。⑦過剰ホルモン、薬物の分解。⑧循環調節作用、血漿蛋白（アルブミン、α-グロブリン、β-グロブリンなど）を肝細胞で生産するなどである。この他に500種類の働きがあると言われている。

　このように体に必要な物質の生産と不要な物質の分解など、どれをとっても大切な働きがあるので肝臓をこわすことはかなり全身に悪影響を及ぼすことになる。ところで、胆汁は肝臓でつくられて十二指腸に排出され、脂肪の分解を助けるが、一度、胆嚢に蓄えられ必要に応じて放出される。いわば、

胆嚢は胆汁のダムのような働きをする。胆嚢に腫瘍や石（胆嚢結石）ができ調節できない場合は胆嚢をとることがある。したがってダムがないため胆汁の垂れ流しになる。胆嚢を何かの事情で切除した人は必要に応じての対応ができないから、油っぽいものを食べるともたれる感じになることが多くなる。ところで、熊の胃という言葉があるが、これは熊の胆嚢のことを示す。なにぶん、栄養を多く含んでいるとともに、貴少価値があるから、これを求める人は多い。ちなみに、ウマ、ラット、ゾウなどは胆嚢が生まれながらにして無い。

　肝臓に関係してちょっと忠告めいた話をするとアルコールは肝臓で分解されるのだが、清酒2合余りの酒が完全に分解されるのには健康な人で約8時間かかるといわれている。4合以上飲酒すれば、当然アルコールは次の日まで残るのは必至である。酒は百薬の長といわれているが飲みすぎは毒である。どんな薬でも諸刃の剣となり得るが酒もまたしかりである。読者の中にも酒での「怪我」をお持ちの方がいく人かおられることと思う。

　大量飲酒（毎日、清酒換算5合以上飲酒）によってまず肝細胞に脂肪が沈着する『脂肪肝』が起こり食欲不振、嘔吐、黄疸、発熱をともなう『アルコール肝炎』が起こることになる。それでも飲みつづけると肝細胞は死に、肝臓の組織はガラス繊維に置き換わり、縮小してコチコチの『肝硬変』という結末になる。

　また、肝臓は胃や腸から門脈を経て心臓に血液を送るが、肝硬変になると、肝臓は血液をとおさなくなるので腹壁、胃、食道の静脈を無理やり押し広げ静脈瘤をつくる（図6-18）。臍（へそ）の周囲に静脈が浮きでてきたり、

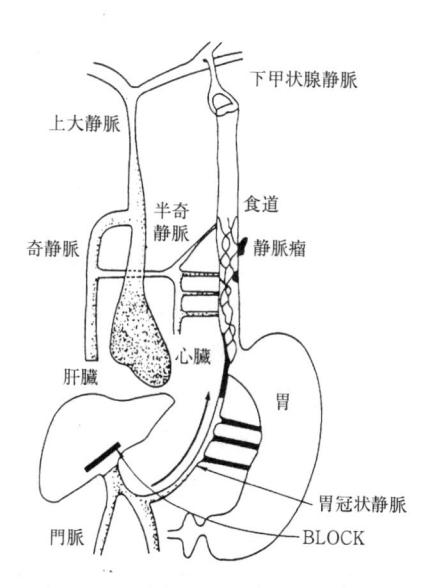

図6-18　肝硬変と食道静脈瘤（りゅう）の関係
　　　　（中村、1992）

痔がひどくなって飲酒量にも身に覚えのあるときは肝臓が悲鳴をあげている場合が多い（図6-19）。

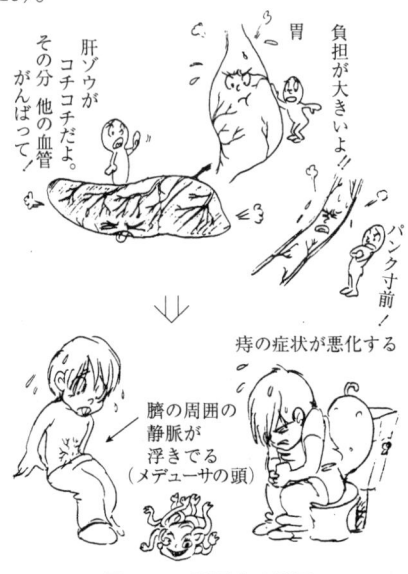

図6-19　肝硬変の結果

9　豊富な消化液を生産する膵臓

　膵臓は消化酵素を分泌する外分泌部とインスリンやグルカゴンなどのホルモンを分泌する内分泌部から成り立っている。外分泌の成分（膵液）は膵管という管で十二指腸につながっている（図6-14）。その出口を十二指腸乳頭というが、ここから膵液は1日約1ℓ出ていく。膵液は強力な消化酵素である。先に出てきた唾液は糖質を胃液はタンパク質を分解したが、この膵液はタンパク質、糖質、脂肪、核酸など全ての栄養素を分解できる多くの酵素をもっている。またpH 8.5のアルカリ性（成分に重炭酸水素ナトリウム：$NaHCO_3$を含む）を示し、胃の酸性液を中和して小腸粘膜を強酸から保護している。膵臓は食事開始後数分後には分泌を始めて、約数時間は分泌を続ける。

　膵臓と糖尿病：糖尿病は膵臓の中にあるランゲルハンス島（直径0.1〜0.2

μm：膵臓全体では2万個以上存在する）という細胞集団で作られるインスリンというホルモンの欠乏によるものである。ところでランゲルハンス島は発見者であるランゲルハンス（ドイツの医者であり解剖学者：1847～1888）という人の名前が由来である。彼は医学生であった20代にこの細胞群を発見した。まさに、宝島を見つけたのである。

　体の細胞はブドウ糖を燃焼して活動するが、インスリンは体全体の各細胞が糖を使えるように細胞の入り口を開けてやる役目をしている。つまりインスリンは機関車の釜に石炭を入れる機関士のような働きをしている（図6-20）。したがってインスリンが欠乏すると糖をからだで燃焼できずに血中にそれがたまって、しまいには尿にも糖がでてくることになる。糖尿病はそこから名前がついた。健康時の血糖値は空腹時で70～109 mg/dℓだが糖尿病になると160 mg/dℓにもなる。やたら喉の渇きをおぼえ食欲が亢進し、かつ痩せてきたらこの本はほうり投げてすぐさま医者にかかることをお勧めする。

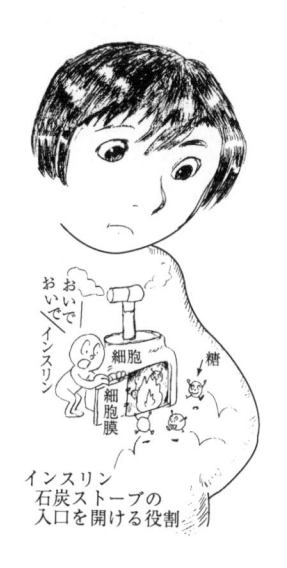

図6-20　インスリンと細胞の関係

7 宇宙基地の水資源リサイクルセンター
（腎臓と排水システム・膀胱）

　最近資源の再利用（リサイクル）という言葉をよく耳にする。そのために、家庭から出るゴミも利用できるものと燃やしてしまうものとの分別収集を行っている自治体が多い。また、家庭や工場で使用する水の排水も自治体や企業の大きな浄化槽で自然界で再び利用できるように汚物を取り除いて綺麗な状態の水にもどしてから排水する。腎臓は一言でいえばそのような働きをしている。私たちの細胞活動の結果、二酸化炭素やタンパク質を分解して生じるアンモニアなどが出てくる。これらは体にとって廃棄物と同様に無用なものどころか有害になる。したがって、二酸化炭素は肺から外に出されるしアンモニア等のタンパク質の代謝産物は肝臓で無害な尿素に作り変えられる。この尿素を体外に排泄するのが腎臓の重要な役目になっている。この時、一緒に不要な塩分などを出して体の体液成分の内部環境を整えるのも腎臓が行っている。どんな健康な人でも腎臓が無ければ、体の廃棄物を処理できないので肝臓とともに重要だという意味で肝腎かなめ（要）という言葉さえあるくらいである。ただ、左右2つあるので万一の場合1つでも普通の生活はできる。現に身内に重度な腎疾患の人がいる場合、片方の腎を移植する話はよくある。

1　腎臓の作り

　腎臓は俗に焼き鳥屋でマメと称するようにまさにそら豆の形をした握り拳ほどの大きさである。普通は左右一対となって背中側からみると脊柱の両側で第5胸椎から第3腰椎にかけて位置している。その重さは片側で約100〜

7 宇宙基地の水資源リサイクルセンター（腎臓と排水システム・膀胱） 89

130g程度である。この中には腎単位（図7-1）といって尿をろ過する構造物が片方の腎臓だけで約100万個もつまっている。腎臓の表面はつるつるしている。それを西瓜を切るように真ん中から切って断面をみると外側は実がビッシリ詰まった構造をしていて色も赤褐色で濃く皮質と呼ばれる。一方それより内側の部位はややそれより淡い色をしており髄質と呼ばれる。皮質には細い血管が糸球のようにからみあってできている糸球体というものと、それを包むように尿細管の端が優勝カップのようになっているボウマン嚢というものがある。両者を合わせて腎小体（マルピーギ小体）といい、その直径はわずか100〜200μmしかない。ボウマン嚢は糸球でろ過された尿を受けるのだが受けとられた尿はボウマン嚢に続く尿細管をとおりそれに続く腎盤に進む。あたかも漏斗とそれに続く柄のような関係になっている（図7-2）。この糸球体、ボウマン嚢から尿細管までを合わせて腎単位（ネフロン）という。前述のようにこれが片方の腎臓で100万個ある。腎臓の病気のことをネフローゼというが、ネフロンから出てきた名前である。尿細管が一杯集まるところを集合管というがこの部位が髄質と呼ばれる。集合管から続く腎盤は方々から集まってきた尿を受け取るために空洞になりそれが尿管につながり膀胱へと尿を運ぶようにできている。

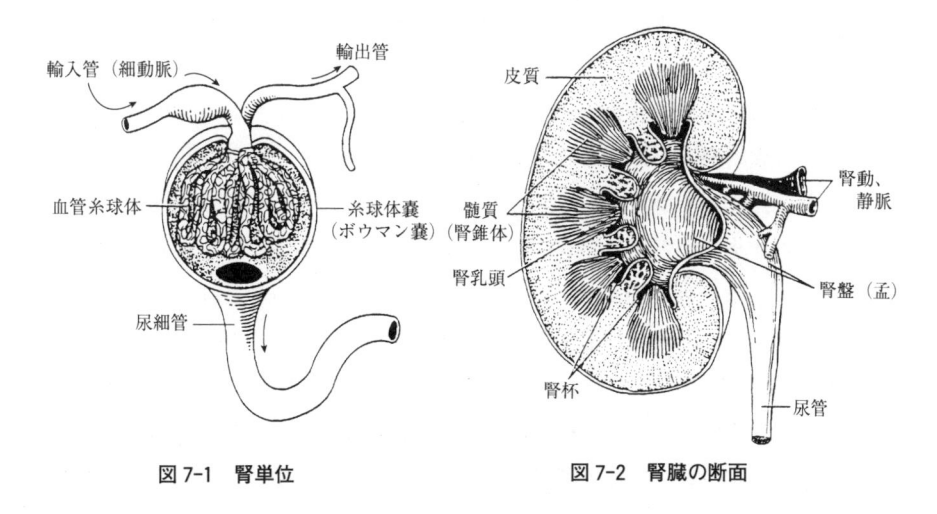

図7-1 腎単位

図7-2 腎臓の断面

このような働きをする腎臓には大きな動脈と静脈が出入りしている。なにせ1日180ℓの血液が出入りするのだから、これらの血管は動脈の主流である腹大動脈と腹大静脈に直接つながっている。それらの名前は腎動脈と腎静脈という。いうまでもなく、これらの血管は腎臓の皮質の糸球体を構成する血管である。いくら大動脈や大静脈と名がついていても100万本にも枝分かれしたら細くなり糸状になるのは当然である。

2 リサイクルの実際

腎臓で1日にろ過される体液（原尿）の量は180ℓにもなる。なんとその量はドラムカン1本分にもなる（9章 図9-6参照）。しかし、排泄される尿量は健康な成人で1日1〜1.5ℓですむ。したがって、ほかの水分の多くは腎臓の尿細管で再吸収されて体に戻る。つまり約99.5％の水分が体に必要な塩類とともに体に戻っている計算になる。

このろ過と再吸収されるシステムで老廃物として尿に残るものは尿素、尿酸そしてクレアチンというタンパク質の代謝産物が多い。カルシウムやナトリウム、カリウムなどの多くは尿細管で吸収される水分とともに血液に戻される。ただ、この再吸収のとき血液内に過剰なものがある場合は再吸収の量を減らし、血液の成分を一定に調節する。このように水分のリサイクルシステムとともに血液成分を始め体液の調整が腎臓によって行われている。したがって腎臓の働きが悪くなると、体内に老廃物がたまって尿毒症という病気になり、死に至る場合もある。この尿細管に働きかけて再吸収を促進させるのが下垂体後葉から出るバゾプレッシン（抗利尿ホルモン）というホルモンである（9章 表9-1参照）。アルコールによってその働きは抑えられるために飲酒の後、トイレが近くなるのはそのためである。また病気によりこのホルモンが働かなくなり、水分が再吸収されないと尿崩症といって絶えず水分を補う必要が出てくる。そうしないと極度の脱水症状になり死にいたることになる。このように地球環境ばかりではなく私たちの体の中の水管理はも

とても重要でそれを行っているのが腎臓ということになる。外国では片方の腎臓を売るなどというとんでもない話があるようだが腎臓の働きを知らないとんでもない話だと思う。

3　腎臓の病気

腎臓には以下の様な病気や奇形がある。

遊走腎（放浪癖の腎）：多くの内臓は腹膜という膜で包まれその膜が臓器を一定の部位に保定している。しかし、腎臓は腹膜の外部にあって、他の臓器ほどしっかり固定されていない。腎臓と体壁の隙間が結合組織と脂肪によって埋められ、それによって定位置に固定されている。したがって、強い衝撃の時や痩せて体内脂肪が異常に少なくなると腎臓を固定することができなくなり定位置より下がることがある。このため普段は真直ぐな尿管も屈曲したりして尿通が悪くなったりするような障害が出てくる。このように腎臓が移動することを遊走腎という。

腎無形成：偏側性腎臓欠如は比較的多くみられる奇形である。腎無形成は発生途上で尿管芽が形成されなかったり、尿管芽が腎臓のもとになる中胚葉の細胞集団に到達できなかったことにより起こる。左右の腎臓ができない場合もある。この場合は生後の生命活動は続けられなくり死に至る。その反対に多くできたり、左右の腎臓がくっついたり（馬蹄腎）の奇形が生じることもある。

腎結石：だいの大人が転び回るほどの痛みをともなう嫌な病気である。腎結石には単発性と多発性があり、一度できた経験があるが再発しない人（単発）、手術で摘出しても何度もできる人がある（多発性結石）。また、結石が腎盤に留まるものと、尿管に下降するものがある。結石の多くは有機物を骨格として、シュウ酸カルシウム、リン酸カルシウム、リン酸アンモニウムなどが含まれている。カルシウムを含む結石の場合は尿中へのカルシウム排泄量が多い場合がある。これは上皮小体機能抗進、ビタミンD過剰摂取、骨代

謝の異常などによる。しかし、原因不明もまた多い。シスチン、オルニチンなどのアミノ酸の再吸収が障害され、それが結石の原因になり本症が生じる場合もある。現在、この治療として「体外衝撃波結石破砕術」という方法があり、これは手術をしないで非常に短い超音波パルスを与えて体外から石を砕く方法である。

　水腎症：結石で尿管がつまったり、腎盂に結石がいっぱいできたりして、尿の通過が阻害され溜まった尿の圧により腎組織が破壊され腎臓の皮質や髄質が変成して薄っぺらになってしまう。もちろん腎機能は停止する。腎実質が薄くなって、中腔に尿が溜まっていることからこのような名前がついた。

　糖尿病と腎臓も深い関係にある。本来腎臓では糖は再吸収して体内に戻る成分なのだが、糖尿病のように血液中の糖を体の細胞が利用できず血液中に充満するようになると過剰の糖がマルピーギ小体でろ過され再吸収が間に合わない。さらに、濃厚な糖分をろ過する糸球体も過剰な労働を強いられ壊れてしまう。結果的には腎臓が働けない状態になり腎不全という結果になる。

4　ダムのような貯水調節をする膀胱

　腎臓でろ過された尿は尿管を経て恥骨のすぐ裏にある膀胱に送られる。これも腎臓が上にあるという理由で下に流れ下がるのではなく、尿管の蠕動運動によって積極的に運ばれる。尿管は膀胱後壁にある膀胱三角の左右の両角に開口する。ここから状況によって変わるが1分当たり2～6回の割合で噴射するように尿が膀胱に出される。膀胱は薄い平滑筋とそれを守る結合組織でできた囊状の、いわば袋になっている（8章　図8-3参照）。もともと水分を貯めるようにできているので、遊牧民族などは家畜の膀胱を水筒として活用しているくらいである。ただ、生きている状態の膀胱には精密な内圧や容量を感じ取るセンサーが備わっており、極めて精巧な器となっている（図7-3）。

　だから、尿が一定の量になると自動制御よろしくセンサーとその情報を受

ける中枢制御機構（脳）の働きで水門を開放して尿を排泄する。ヒトでは通常 300～400 ml になると尿意を感じるようになる。これは尿によって伸びた膀胱壁にある伸長センサーが壁の張りを感じ神経を介し脳にそれを伝えると今度は脳から膀胱の水門番である内括約筋が反射的に緩み尿道に尿がだされるようになっている。このとき膀胱の壁を作っている輪状筋（平滑筋）も収縮し膀胱容積を狭くして尿を押し出す。あたかも、貯水量に達したダムが水門を開けて放水するかのようである。しかし、尿道のスタートにはもう1つ水門の役をする外尿道括約筋があり放出される尿をコントロールしている。水門の役目をする2つの筋は内括約筋と外括約筋の2つがあるのだが、最初のそれは膀胱の一部であり、後者は尿道の始めにある。内括約筋は反射で開くが、外括約筋は意志で調節できるようになっている。いくら尿意をもよおしても、そうやたらの場所では実行はできない。やはり意志でコントロールする必要がある。あたかも、ダムの放水で下流にヒトがいるとか、堤防の決壊のおそれがある場合は緊急に放水を止める装置があるのと同じようなものである。ただ、年齢によって他の筋肉と同様に括約筋の収縮が衰えるようになるので、老齢の方では尿の排泄に問題を抱えている場合がある。

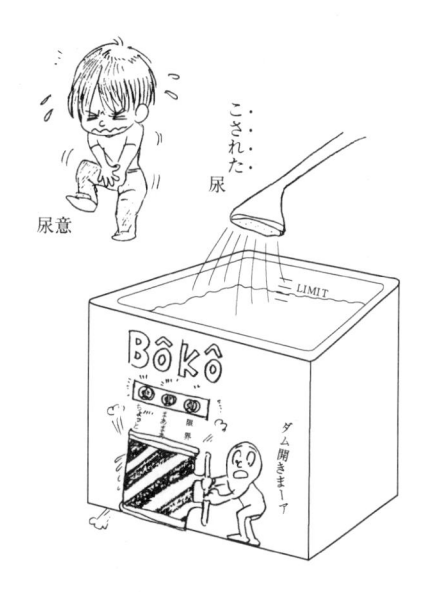

図 7-3 センサーのついたダム──膀胱

5 排水路としての尿道

外括約筋のゲートが開くともはや排尿はとどまることをしらない。何かの事情があり、じっと耐えた後のそれはなおさらである。しかし、その瞬間の

安堵はなにものにも変えられないと思う読者も少なくないことと察する。尿道は男性では 15〜16 cm、女性では 3〜4 cm の長さになっている。その出口は外尿道口といい外界との接点になる。男性の場合、尿道はペニスの中をとおり、生殖道とその経路を共有する。生命の源の精子がとおる道と、生命活動の廃棄物がとおる道が同じであることには抵抗もあるが神様の創造物であるから文句の付けようがない。しかし、精子がとおる場合には直前に尿道をきれいにするような装置がある。尿道球腺や前立腺から出る粘液がその役目をする（8 章 図 8-3 参照）。ただ、前立腺は尿道の周囲にあるので肥大すると尿道を圧迫して尿のとおりが悪くなる。老人になるとよく前立腺肥大を起こし、尿の出が悪くなる場合がある。幸い、女性の場合、尿道も短く生殖道とは分離して外尿道口は膣前庭に開口しているのでこのような問題はない。しかし、尿道が短い分、細菌などが外尿道口から尿路や膀胱に入りやすく尿道炎や膀胱炎にかかりやすい。また、セキやクシャミなどでお腹に力を入れたとき思わず「少し……ちゃった」という腹圧性失禁は女性に多い。これも尿道が短いから起こることである。

8 新星(命)の誕生を準備する生殖器

　個体の生命にはおのずと終わりがある。永遠の命を夢見ても自然の摂理にそってやがて体は消えていくことは誰でも受け入れざる得ない事実である。様々な輝きをした星たちが消えていくのと同じである。しかし、1億年前の人類の誕生から今日のように地球上で人類が繁栄している事実を見れば個体の死に代わって新たな生命が誕生していることに感動を覚える。国民調査によれば、現在日本で、平均して1日の死者が約2,400人、新たにこの世に誕生する新生児は約3,200人である。この新たな生命の創造者はいうまでもなく、1組の男性と女性に他ならない。双方が持つ生命体の元である精子と卵を提供し合い1つの生命を作り出す。ちなみに、婚姻届けを出すカップルが1日約2,000カップルとなっている。個体が消えても新たな生命を残して行く仕組みがそこにある。それを担うのが生殖器の役目になる。とかく現在はその崇高な生命の継承を忘れたかのように、性や男女問題に関する犯罪や悪事が跡を絶たない。しかし、生物としての人間を考える場合、また両性ともお互いの理解を深め豊かな生活をするためにも生殖の意味やそれに関わる体の部分を理解しておくことが健全な生活を営む上でも大切であると思う。

1　果てしない旅をする精子

　いうまでもなく、精子は男性の股間に下がっている陰囊(いんのう)の中の精巣で作られている。本来、下等脊椎動物の精巣は腹腔に収まっているのだが、私たちを含めて高等哺乳動物は体外につり下がるように特別の袋に収まった形になっている。これは精子が熱に弱いため、できるだけ外気に接し精巣の温度が高くならないためと考えられる。現に、子供の時の発熱が原因で無精子症に

なることもある。精巣は4～5cmの直径で充実した固さをもっている。この実質は無数の細い管の集合体であり、200～300個の精巣小葉という単位で構成されている。この小葉には数本の120～300μmの太さの曲精細管という管が屈曲しながら収まっている。この1小葉の管を延ばすと30～60cmにもなるから、精巣の管を全部延ばしたら約180mにもなる。この管の壁には成長が様々な段階の精子のもとになる精祖細胞や精母細胞、精子細胞が配列よく並び、いざ出陣を待っている（図8-1）。すっかり出陣の準備をした精子は管腔の一番内側で頭を壁の方に向けて待機している。このような出陣に備えた整列は約180mの長さの全ての場所で行われているのだから男性の生命源は枯渇することがない。成熟した精巣は約10億個の精祖細胞を含んでおり、1日に約2億の精子をつくることができる。といっても、生命の創造には理解ある相手も必要だし、仕事に勤しむ男性では疲労やストレスもあり生物学的ファクターのみでは語りきれない。

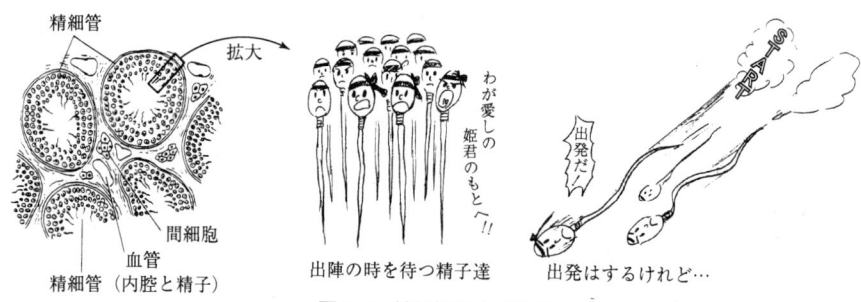

図8-1 精細管の中の精子

精巣を出発した精子は、その上の精巣上体でエンジンをフル稼働させたロケットのように受精能を身につけ旅立つことになる。その後、約6cmの精管と16～17cmの陰茎の中をとおる生殖道を経て、ようやく女性器にたどりつく。しかし、卵子との遭遇はまだまだそれからのことである。女性器にたどりついた精子は卵子との出会いを求めて子宮や8～20cmの卵管を上らなければ卵と出会えない。その間の距離の合計は60～83cmにもなり60μmの精子の長さのおおよそ14,000倍の距離になる。その間、子宮や卵管ヒダなど障害

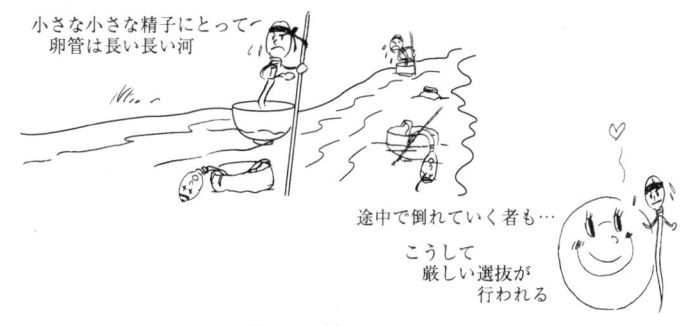

図 8-2 精子の旅

物も多い。このように精子の移動は一寸法師が大河を上るよりも壮絶な旅であることが想像される（図 8-2）。

したがって、一緒に旅だった 5 億個の同胞のうち、めでたく卵と出会えるのは多くの場合 1 個の精子だけになる。こうして今ある読者の皆さんは 5 億倍の生存競争によって勝ち残った生命体であることをしみじみ考えてもらいたい。

2　長い道のり——精子の旅を助ける補助装置

このような長い旅をする精子は単独では目的地に到達できない。そのために、精巣を出たのち、要所要所で助けを受ける。つまり精子の旅を助けるように、まるで自動車ラリーの補給所のような存在の器官がある（図 8-3）。最初の補給所は精嚢になる。これは、精管の終りでかつ生殖道の始まりの付近に存在する。精嚢は精管から送られてきた精子を、男性が発射準備の極致に達するまでいったん蓄えるとともに粘液や精子のエネルギーになる糖を補給する。精液の大部分はここから分泌される pH 7.2 の粘液である。次の補給所は精子に粘液を与え、精子が長い道のりを滑るがごとくスムースに出口までとおるのに役立つ前立腺である。これは恥骨のすぐ裏にあり、大きさも形も栗のようである。ただ、晩年になりこの粘液を作り出す腺が肥大することがある。それを前立腺肥大というが、生殖道（尿道）を囲むように存在するの

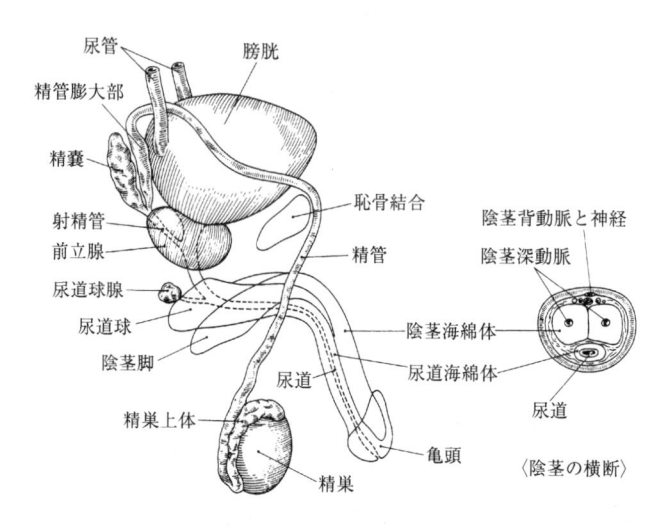

図 8-3 男性生殖器（河野ら、1993）

で肥大すると尿道を圧迫して尿の出が悪くなる。肛門からの触疹で肥大を判断できる。さらに、尿道球腺からはアルカリ性の粘液が分泌され精子がとおる前に尿道を中性にするとともに酸性度の高い女性性器の中和剤の役目もする。

　一方、精子がとおる尿道が収められているペニスは普段は柔らかく、なにごともないかのように股間についていて尿の排泄時のホースの役目をしている。しかし、いざ事を始める必要があるとペニスの中にある陰茎海綿体というスポンジ様の構造物に血液がどんどん集まってくる。ここの循環系は血液が流入してくると、体に戻る血管が圧迫され出ていけない仕組みになっている。そうして、十分血液が充満し陰茎全体を硬くした状態がいわゆる勃起ということになる。こうして、精子を女性器に橋渡しする架け橋となる。

3　体長 60 μm の旅人——精子

　精子は体長の 14,000 倍の距離を旅することは先に述べたが、その旅人（精子）の大きさは、わずか 60 μm にしかすぎない。精子は頭部、頚部、尾部に

分けられる。全体的な姿はオタマジャクシのような様子を示しているがそれより先端が尖った形の頭をもっている。頭の大きさはたった 3〜5 μm である。この先端には卵と出会った時に卵の膜に孔を開けて侵入するための仕掛けアクロゾームを持っており、ここにヒアルノニダーゼという卵の膜を溶かす酵素が含まれている。また頭の中に新しい生命を作り出す遺伝情報の半分がぎっしりつまっており、卵の中に入ると卵の遺伝情報と合わさり新たな生命体の設計図を仕上げる。頚部と尾部は長い旅をするための動力部分で、中には回転運動や旋回運動ができるようにいくつもの螺旋状の糸がつまっている。頭部と頚部と尾部のつながりは関節のようになっているため、精子は頚部や尾部をスクリューのように回転させたり、魚の尾ヒレのように屈曲したりして前進する動力にする（図8-4）。

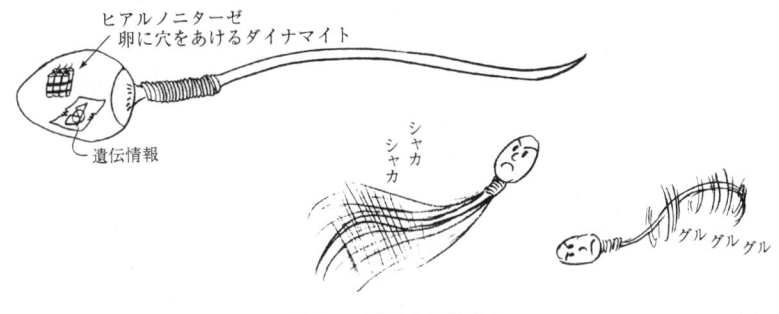

図 8-4　精子の運動能力

4　受精卵から出発する人の命

卵といえばだれでも目玉焼に使う鳥の卵やイクラなどの魚の卵を連想する。しかし、人間も卵から誕生が始まる。この卵は女性の体の中にある卵巣に沢山つまっている。正式には卵子というが、私たちは体が大きいにもかかわらず卵の大きさは 100 μm の大きさしかない。この卵がある卵巣は骨盤の外側に左右1個ずつある（図8-5）。その大きさは人によって多少異なるが2.5〜5 cm で厚さが 0.5〜1 cm ぐらいのちょうど親指の指球ぐらいである。中を割

ってみると皮質と髄質に分けられ、卵は皮質に集まっている（図8-6）。ここの中には成熟した卵や未成熟の卵が100万個ぐらい出番を待っており、成人女性では毎月1回一番成熟した卵のみが排卵されるようになっている。そもそも女性はつつしみ深いとみえ、卵子のときから順番を崩すことなく出番を待っているのである。一生のうちに1人の女性から排卵される卵は約400個と推定される。これは成人女性が月経の始まりから終わるまで約30年とし1年に12回排卵されることを考えればおおよそ計算できる。実際、月経の周期はカレンダーの1月より少し短いから（23～28日周期）年間13～14回排卵

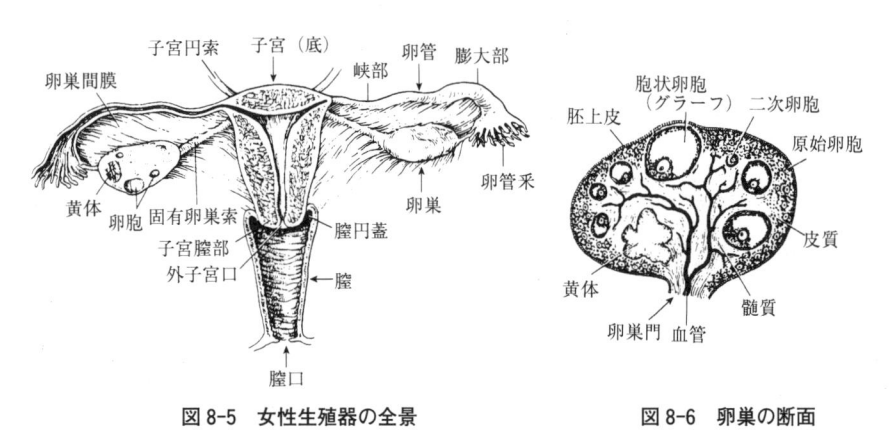

図 8-5　女性生殖器の全景　　　　　図 8-6　卵巣の断面

する計算になる。残った卵は閉鎖卵胞となり吸収されてしまう。

　卵巣の中での卵子は無防備に卵巣に収まっているのではなく、成長につれその周囲には卵の状態をよくする顆粒細胞が周囲を取り巻くようになる。また、卵胞膜という衣類を身に着けその中の卵胞液に浸っている。ニワトリの卵は殻を割ってみると殻の下に卵膜を持っているのに気が付くことと思うが、卵胞は卵黄や卵白とその卵膜までを含む領域と考えてもよい。ただ、人間の場合、受精した卵はまもなく胎盤を介して母体から栄養をとるのでトリのような卵黄はない。

5 卵巣から飛び出た卵をうまくキャッチする卵管采(らんかんさい)

　成熟して卵巣から巣立った卵子は卵管に入るが、これが巧妙な仕組みで卵管に取り込まれる。卵管の卵巣端は花が開いたようにラッパ状になった卵管采というものになっている（図8-5）。この卵管采は卵巣の卵が飛び出しそうなところに移動して、ラッパ状に開いて卵が卵巣から飛び出た瞬間、まさに絶妙のタイミングでキャッチして卵管に取り込む。一度とりこまれた卵は卵管の壁にある線毛が内側にそよぐように卵を奥へ奥へと手渡しする。ゲームのボール運びにも似ている。卵管は人により大分違うが長さは8～20 cmもある。当然卵を子宮に運ぶための管であるが、もう1つ卵と精子の結婚式場にもなっている。実は卵管采からわずか子宮よりのところは広くなって、卵管膨大部と呼ばれる大広間になっていて卵と精子はここで合体する（図8-8）。ここはまさに絶好の披露宴の場所でもある。つまり、精子はここまではるか子宮を通りすぎて上ってくるのである。しかし、この披露宴の場所はまだ卵管采という場所からほど遠くないため、出会いの歓喜のあまり、受精した卵が卵管采からポロっと腹腔に落ちてしまい、そこで発生が始まることがまれにある。これが子宮外妊娠の中でも腹腔妊娠と呼ばれる。普通は受精した卵はどんどん卵管の運動や線毛のボール運びのような運動で子宮に運ばれる。しかし、運が悪く子宮まで受精卵が運ばれないで卵管で発生を始めることもある。これも子宮外妊娠の1つで卵管妊娠となる。

　さて、せっかく受精して新たな生命の誕生を夢見ているのに子宮外妊娠などと危険な話はここまでにして通常の話に戻すことにする。受精卵は卵管を旅をしながら5～6日間の浮遊生活の後、子宮に到達する。ハ

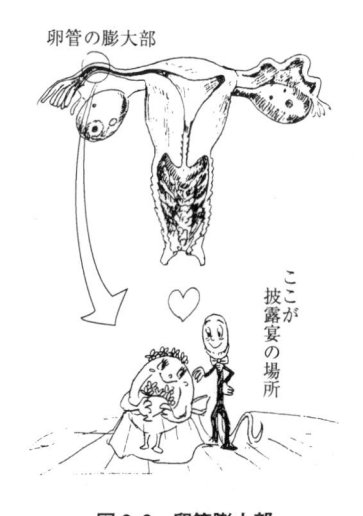

図 8-8　卵管膨大部

ネムーンとしてちょうどいい期間かもしれない。そこで、新たな生命を慈しんでくれる子宮に着床する。

6　子育ての始まり――子宮

排卵の順番になった卵を包む卵胞では、それを取り巻く顆粒細胞が充実してくる。ここから卵胞ホルモンが出され、巣立った卵が伴侶（精子）と出会った後、安心して新生活が営めるように子宮に準備をさせる。子宮はそのホルモンの知らせを受けると直ちにか弱い生命が宿れるように子宮内膜（子宮腔の1番上の粘膜）を柔らかく、そして厚くし1週間の浮遊生活を送った受精卵がそっと着床できるような環境づくりをする。さらに、新しい生命体に栄養や酸素を運ぶための血管も準備する。この準備は卵胞ホルモンに代わって、排卵の後にできた卵巣の黄体から出るホルモンによってなされる（黄体ホルモン）。しかし、なにぶんか弱い生命のため母体の老廃物や危険なものをろ過してきれいで無害な血液を供給しなけらばならない。そのためにできるのが胎盤である。すくすく育つ胎児はこの胎盤を介して母と深く結び付いている。ところで子宮はその後10か月もの間、胎児の文字どおりお宮としての役目を果たさなければならない。その間に、顕微鏡のレベルであった胚が最後には2,000～3,000gの胎児にまで成長する。まさに、劇的変化といえる。そのために子宮は伸び縮みができる平滑筋の厚い壁を持っている。妊娠末期になるとこれらを構成する平滑筋細胞は妊娠前の100倍もの長さに伸びるとされている（3章　図3-6参照）。さらに、妊娠末期になると、この平滑筋は下垂体から出るオキシトシンというホルモン（9章　表9-1参照）によって胎児を外に押し出すようにリズミカルな収縮を始める。これが陣痛になる。最近は、正常分娩をする人が多いようだが、病気などで、出産を促進する場合使用する分娩誘発剤も、オキシトシンに成分上似た物質を使う。時々、この薬の量を間違ったり、薬への感受性が強すぎたりして、子宮筋が収縮しすぎ、胎児を圧迫し死産になったり、子宮破裂を起こしたりする。この種の事

故を新聞の医療問題で扱っているのを目にすることがあるので誘発分娩の場合はよく医師の話を聞く必要がある。

　ここまでは妊娠したらの話であったが、もし妊娠しなかったら排卵された卵はどうなるかと言えば、未受精のまま体外に出る。また、卵巣の黄体も間もなく消えていき妊娠の準備を子宮に続けさせることができない。そこで、受精した新たな生命体の宿としての役目がなくなるから、着床のため用意した柔らかく肥厚した子宮内膜組織は脱落してしまう（図8-9）。ここには、胎児への栄養供給の血管も多くあり、脱落とともに出血も多くある。これが、いわる月経といい女性に来る月1度の出血になる。組織が崩れ剝げるのだから、場合によっては激しい痛みをともなうこともあり、これを生理痛という。このように月1度大出血をともなうため貧血症の女性も多い。男性にはわからない女性の苦痛である。

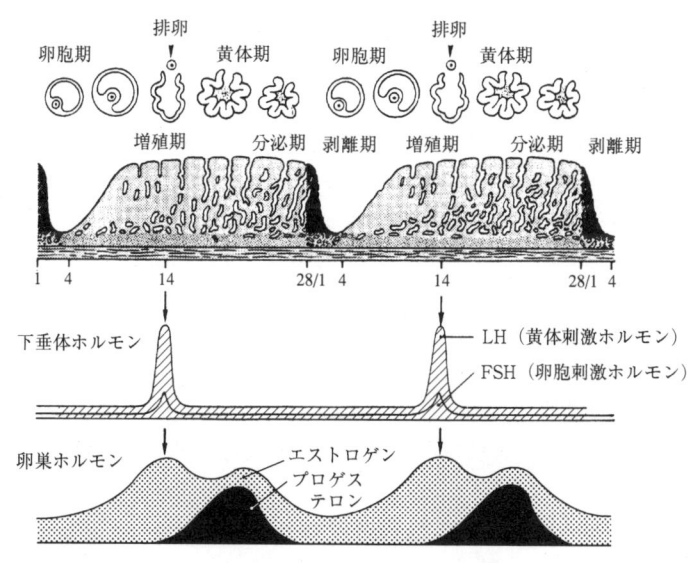

上：卵巣周期（Starckによる）；中：子宮粘膜の周期的変化
下：下垂体ホルモン（斜線）と卵巣ホルモン（灰と黒）の血中濃度（Taubertによる）

図8-9　子宮内膜の変化とホルモンの関係（カフレ、1979）

7 人生の門出を作る膣

　子宮は子宮外口で膣に移行する。膣は長さが 8～10 cm であり筒状になっている。この壁は薄い膜様の筋でできており、輪状のヒダがある。この構造は昔のカメラについていた蛇腹(じゃばら)のようでもあり、膣の強い伸展性には欠くことができない。ここの粘液は酸性を示し、生命を創作する神秘の世界に病原菌が侵入するのを防いだり、アルカリ性の子宮頚管の分泌物を中和し、精子の走行を助ける。さらに、膣粘膜上皮は、エストロゲンという卵巣から出るホルモンの影響を受け、生理前および後でその様子が変わるため、その細胞像から性周期を知ることもできる。一方、大きく成長した胎児がとおりやすいようにたやすくその壁は広がることができる。胎児はここをとおり抜けると、母体とは一切つながりのない、1人の生命体としてみなの祝福を受ける。膣はまさに門出をするための門ともいえる。ただまれに先天的に膣が形成されないか、されたとしても不十分な形にしか分化しない病気がある。膣閉鎖とよばれる先天性異常である。普通、適齢期になっても生理がないなどの症状が出て初めて気付く病気である。しかし、現在は造膣術があり、状況によっては外科的に膣をつくることも可能になっている。このように現代医学は創造主のミステイクを修正する技術を持っている。

8 性に関する最近の話題

(1) 性同一性障害
　最近は外観からだけでは男性か女性かわからない場合が多い。一昔前に比べたら男性も体形が大きく変わり、筋骨たくましい体が男性の象徴ではなくなった。さらに、女性の職場への参加も活発になり男女という意識の在り方も変化してきた。そんなことと関係するかは別として、体のつくりでは全く正常であるにも関わらず人格的には自分の持つ生殖器とは違う性意識を持つ人がいる。つまり体の面では女性なのだが意識構造は男性であるため体の女

性の部分を受け入れられない意識を持っている人がいる。これとは逆に体が男性で人格が女性であることもある。このような状態を性同一性障害という。治療としては精神的カウンセリングやホルモン療法、さらには性転換手術などがある。我が国では 1998 年に初めて埼玉医科大学でこのような患者に性転換手術が行われた。

(2) セックスレス

いつかテレビでセックスレス時代の到来というような番組を報道していた。社会が複雑な生活形態を有するようになるに連れ、夫婦関係も多様化してきた。何も子孫繁栄、家系の世継ばかりが結婚の目的ではないようである。なにが原因かはわからないが夫婦間で子供をつくるような行為をする機会を何か月も持たないような夫婦が増えてきたという。どうも、このようなことをセックスレスカップル（sexless couple）と言うようだ。この中には世間的に見てもあるいは法的に見ても夫婦だが全くの友達関係の意識で男女が共同生活を同じ屋根の下で営む夫婦のケースもあると思う。一方、勃起障害や性欲低下、性嫌悪症など身体的問題や心理的問題が原因の背景にある場合も考えられる。

9 宇宙(体)の環境を整える薬たち(ホルモン)

　ホルモンとはギリシヤ語で『呼び覚ますもの』とか『刺激するもの』という意味を語源にもっている。体の中で働く際にはビタミン、酵素などと協力して極微量でも強い効果をだす。例えばホルモンの一番の源である下垂体ホルモンが一生の間に作られる量は茶さじ1杯である。後述するが、たったそれだけで一生の間健康を保証している強力な妙薬ともいえる。
　現在、環境ホルモン(内分泌攪乱物質)による人体への危険が、新聞などでよく報じられているが、これは環境汚染によって生じた本来自然界には存在しない化学物質が生物のもっている本来のホルモンの作用機序を壊している可能性を指摘しているのである。海洋の生物の生殖器の発育や生殖腺に異常がみられるなどの報告がそうである。
　ところでホルモンは実際体の内部でどんな働きをしているのだろうか？　人間が健康に生活するためには、体の中の環境を安定な状態にしておく必要がある。このことを恒常性(ホメオスタシス)という。まずは、地球環境の安定化が人類存亡の課題であるが、個々の個体の中にみられる環境の安定を作っているのがホルモンの働きといえる。また、体が取り入れた栄養分をうまく細胞内に取り入れたり、余分なものは貯蔵庫に蓄えたりすることを手助けしたりもしている。ホルモンはこのようなことをするために血液の中に溶け込んで全身に行き渡っている。
　ホルモンを作るのは内分泌腺といわれる小さな臓器だが、それらはホルモンの種類によっていくつもある。たとえば下垂体、甲状腺、副甲状腺、副腎、性腺、膵臓、松果体および胸腺などだが(図9-2)、これらの腺をすべて合わせても60gほどである。たった、それだけの組織が60〜100kgの人間の全身の内部環境を調節しているのだから、その力はあなどれない。それどころか

ホルモンによっては命に関わる重要な働きを担っているものが多い。例えば、膵臓のインスリンが不足すれば糖尿病という大病になり、それを補わなければ死に至るし、副甲状腺ホルモンはカルシウムの量を調節するがこれが不足すると全身痙攣を起こし、死に至る。

1　ホルモンの働き方

体の営みを調節する機構として神経系と内分泌系があげられる。それらは前述のように仕組みが大きく異なる。つまり電話回線が家庭から家庭に回線としてつながって情報を伝えているように、神経系は神経線維という線により目的の組織や器官まで情報を伝える仕組みになっている。したがって回路に必要なだけの電話線としての神経線維が必要である。一方、ホルモンは回線が無いのが大きな特徴である。無線器とレシーバのような関係を思い浮かべていただければよい（図9-1）。実際には血液に混じって全身を回り目的のレシーバ、つまり受容細胞に受信される。そして、ホルモンを感受するアンテナのあるところだけに働きかける。このように標的器官にのみ作用するような仕組みになっている。現在、たくさんの人が携帯電話を持っているが、まさに携帯電話のようにワイヤレスなのがホルモンの作用システムといえる。ある特定のホルモンは特定の細胞にだけ感じとられる。番号とそれを受け取る受信器が対応しているようなものともいえる。

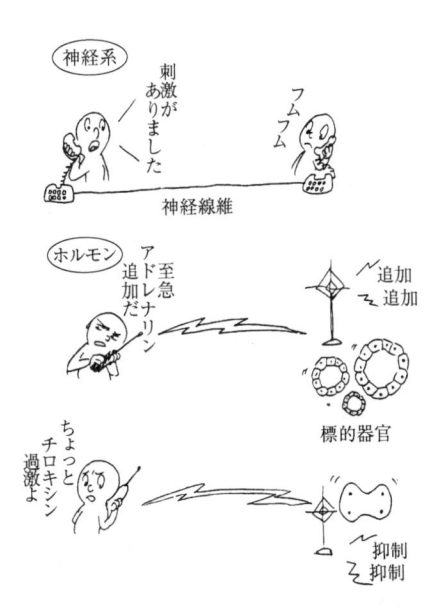

図9-1　ホルモンはワイヤレス

2 ホルモンを作る場所とそのホルモン

現在ホルモンと呼ばれるものは体内に約30種くらいある。それらホルモンを作る場所はその種類によって決まっている。体にとって精巧な薬だからそれを生産する工場も専門化され、さらにそれを働かせるために分化した細胞が働いている。これは一薬一薬剤師のようなものである。それでは主な工場について頭の方からみていくことにしよう。図9-2はホルモンを生産する体の部位を示したものである。一つ一つは小さいが、微量で大男でも尻にしく強力な作用効果をもたらす。

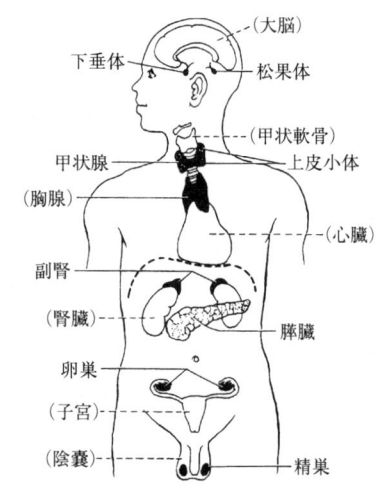

図9-2 体内の主な内分泌腺

3 ホルモンの親分、視床下部と下垂体ホルモン

下垂体から分泌されるホルモンは各生産工場にホルモンを生産するよう命令を出す役目をもったホルモンが多い（図9-3）。ホルモンの生産は各工場が気まぐれに生産するのではなく、言わば生産調整によって分泌が行われている。過剰生産で倒産が起こらないのである。一番上が視床下部で、ここは各工場に生産を指示したり、過剰な場合は生産抑制を指示する生産調整本部のようなところである。ここからは、ゴナドトロピン放出ホルモン、甲状腺刺激ホルモン放出ホルモン、副腎皮質刺激ホルモン放出ホルモン、ソマトスタチンが作られ、下垂体のホルモンを調整する。下垂体は総合工場的な働きをしていて、成長ホルモン、卵胞刺激ホルモン、甲状腺刺激ホルモン、副腎皮質刺激ホルモン、黄体形成ホルモン、成長ホルモン、プロラクチン（催乳ホルモン）、バゾプレシン、オキシトシンなど多くのホルモンを生産している。

9 宇宙（体）の環境を整える薬たち（ホルモン） 109

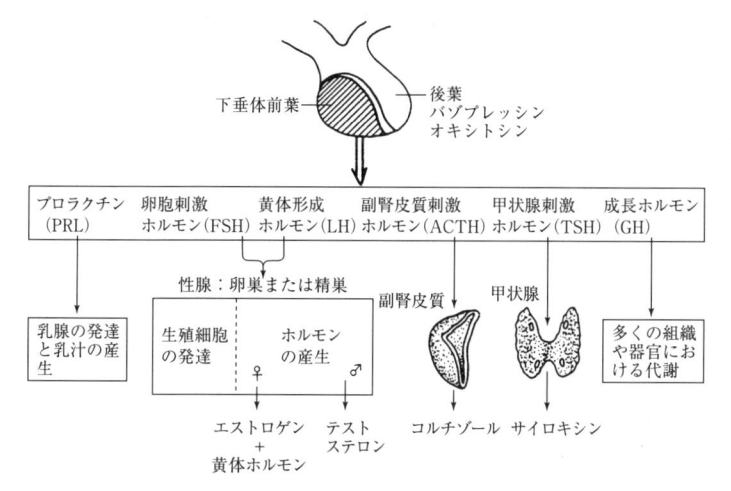

図9-3 下垂体ホルモンと各腺組織の関係（吉川、1998）

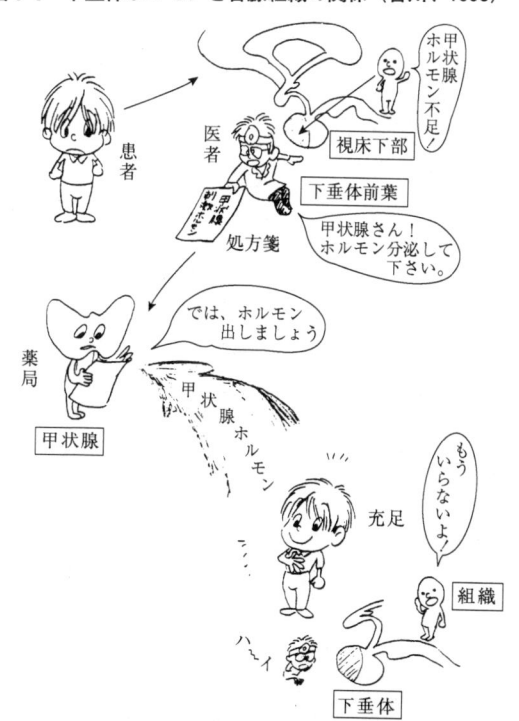

図9-4 刺激ホルモンと腺組織から出るホルモンの関係

これらのうち用語に「刺激」という言葉がつくホルモン（例えば甲状腺刺激ホルモン）は、下垂体以外のホルモンを作る臓器に働きかけて各種のホルモンを生産するように指揮をする、いわば親分格のホルモンである。すなわち甲状腺刺激ホルモンは甲状腺に働きかけて甲状腺ホルモンを分泌させる。一方、黄体形成ホルモンや成長ホルモンは直接体の各部位に働きかける。これらの関係は、病院で医者が患者に薬を処方するか、処方箋を書いて薬局に薬を出させる関係に似ている（図9-4）。例えばここから分泌される副腎皮質刺激ホルモンは副腎に働きかけて副腎皮質ホルモンを分泌させる。といってもワンマンなボスではなく、部下の言うこともちゃんと聞く耳を持っている。図9-5のように部下の副腎がもう副腎皮質ホルモンがいらないと言えば下垂体は副腎皮質刺激ホルモンの放出をやめ副腎を休ませる（フィードバック）。また、不足すると副腎皮質ホルモンはもう少し出せと下垂体に働きかけ、下

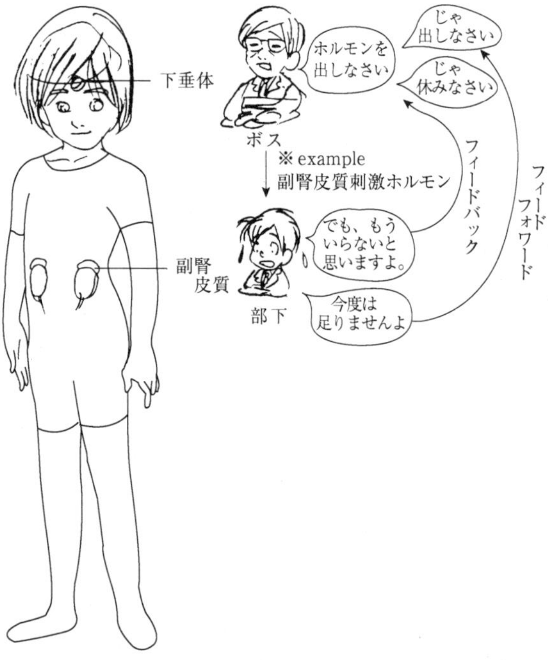

図9-5　フィードバック・フィードフォワード

垂体は副腎皮質刺激ホルモンを出すようにする（フィードフォワード）。このようにホルモンのバランスを保っているのである。

4 多量の水を再利用するバソプレシン

　最近、資源の再利用（リサイクル）などとよく言われている。このように資源を大切にする心がまえはもっともなことだが、私たちの体も本来、資源を無駄にしないようにできている。その典型的な例として下垂体後葉から分泌されるバソプレシンの水資源の再利用の働きがあげられる。私たちの腎臓では1日180ℓの水分をろ過している。なんとドラムカン1本分にもなる（図9-6）。この水分の99.5%はバソプレシンの働きで腎臓の尿細管から再吸収されて体内にもどる。体という半閉鎖環境はリサイクルの見本ともいえる。バゾプレシンは腎臓の糸球体でろ過された水分が尿細管をとおる間にその壁に働きかけて一度こされた水分を体内にもどしている。もし、このホルモンの働きがなくなったら、体の中の水分はなくなり、脱水症状がおき命にかかわる事態が生じるのである。病気でこのホルモンが分泌されなくなると、1日に10ℓ、多い場合には30ℓの尿がでる。この状態を尿崩症という。ちなみに、健康な成人の1日の尿量は1〜1.5ℓである。

　また、多少お酒を飲む読者なら心当たりが少なからずあると思うが、酒を飲むとトイレへ足を運ぶ数が増える。これはバゾプレシンの働きをアルコールが抑制し、腎臓が水分再吸収を怠るからなのである。また、老人からどうも夜にトイレ

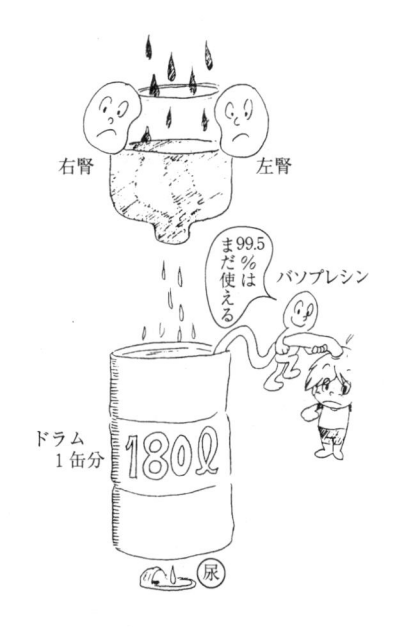

図9-6　腎臓の1日の血液のろ過量

に行く回数が増えたという話を聞くが、これは腎臓が加齢とともに衰えバゾプレシンへの感受性が落ちるからと考えられる。一方、このホルモンは血管の収縮を起こし血液循環の調節も行う。現に、名前の由来はバゾ（血管）プレシン（圧する）となり、文字どおり血管収縮作用を意味している。

5　助産婦の働きをするホルモン

　下垂体後葉ホルモンの1つであるオキシトシンは子宮に働いて出産の時、赤ちゃんが外に出やすいように子宮の壁を押す、言わば助産婦さんのようなものである（図9-7）。このホルモンは妊娠末期になると子宮の平滑筋の収縮を促進するのに忙しい。このホルモンの影響で子宮が縮み出すと、いわゆる陣痛という現象が生じる。なかなか予定を過ぎても分娩が進まない時に誘発分娩をする場合があるが、この時使う薬はオキシトシンと同じ作用を引き起こす。ただ使い方を間違えたり、ホルモンへの感受性が異常に強かったりすると子宮内の胎児を圧死させるほど強く作用する場合がある。さらに、この

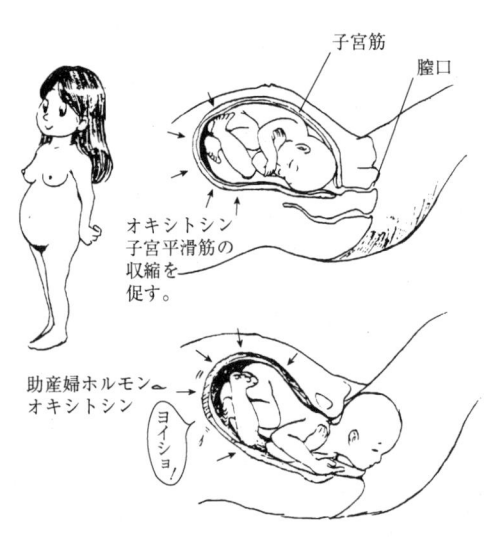

図9-7　助産婦や乳母のようなホルモン・オキシトシン

ホルモンは母親の乳首の筋に働きかけ母乳を絞り出す働きもあり、母親の第一歩を手伝うのである。乳首には乳輪筋という平滑筋があるが、このホルモンはその筋に働きかけ収縮させてミルクを出やすくさせているのである。したがって、別名で射乳ホルモンと呼ばれることもある。このようにオキシトシンは助産婦から乳母までこなし母親の大きな味方になる。

6 女性が生まれながらに持っている薬（女性ホルモン）

男性が心臓に分布する冠状動脈の病気で死亡するのは女性の5.6倍にも及んでいる。女性も45歳ぐらいを過ぎるとこの病気にかかる割合が高くなる。また、早く月経のなくなった女性もこの病気にかかる率が高いと言われている。どうも女性の卵巣から分泌されるホルモン（エストロゲン）が血中のコレステロールの増加を抑え動脈硬化を防止しているようである。また、このホルモンは骨粗鬆症の発現を抑える働きもする。骨の細胞に働きかけカルシウムの骨への付きを促進するのである。年をとって骨がもろくなる一因としてこのホルモンが少なくなることが考えられる。

ところでエストロゲンの本来の仕事は卵巣の発育促進や子宮内粘膜増殖、女性らしい体を作ることにある。このホルモンは思春期ごろになると活発に活動を始める。

女性特有のホルモンにはその他、妊娠の時、胎児の環境をよくする黄体ホルモンがある。このホルモンは下垂体前葉から分泌される黄体形成ホルモンによって分泌を促される。黄体ホルモンは卵巣の排卵された場所にできる黄体から分泌される。そして、そこから出た卵が受精し生命を宿した場合、その生命が順調に子宮内で育つ準備をする（8章　図8-9参照）。子宮の壁は肥厚し、柔らかくなり生命を宿した卵が安全に生育できる環境をつくる。このように黄体ホルモンは卵の行く末を見守るかけがえのないホルモンである。さらに、プロラクチンが出産後に備えて乳腺に働いて乳汁分泌をさせる。生まれて来る子の産着やらなにやらで母親も忙しいが、体内でも産後に備え余

念がないのである。母親のような心を育てるのもこのホルモンである（図9-8、表9-1）。ハトなどが巣づくりや初めに雛に餌を与えるのもこのホルモンによる行動である。実験的にこのホルモンがでなくすると動物は、いっさい親としての行動をとらなくなる。最近、子供を折檻する親や子供を置き去

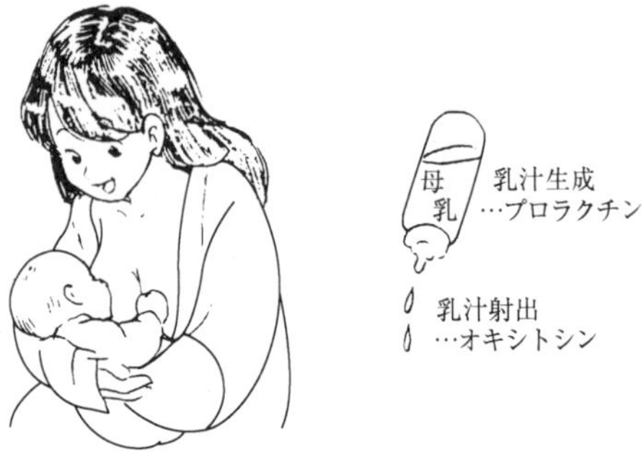

図9-8　オキシトシン、プロラクチン

りにして遊びに出かけ子供が餓死したニュースがあったが、現代のストレス環境の中で、このプロラクチンの分泌が少なくなったのではと思わず考えさせられる事件である。ところで、受精が起こらなかった場合には黄体ホルモンが徐々に消えていく。胎盤からも同じホルモンが分泌されるが、ここから黄体ホルモンが生産され始めるのは妊娠から数か月たってからである。つまり、妊娠すると初期の3か月は卵巣黄体、その後出産までは胎盤性黄体が妊娠を持続させるホルモンとして生産されることになる。この卵巣黄体ホルモンから胎盤性黄体ホルモンへの変わり目の時（妊娠3か月頃）に流産を心配しなくてはいけない。ちょうど、どちらも責任感がうすくなる時がこの時期と考えれば納得がいく。

7　男性らしさを作るホルモン

　男の精巣からはアンドロゲンというホルモンが分泌される。このホルモンは性器はもとより、筋肉の逞しさを作ったり、髭を濃くしたり男らしさを作るホルモンといえる。生殖器では精巣の発育はもちろんのこと精子の生産を促す。また、タンパク質をどんどん合成し、強い筋も作る。オリンピックや大きなスポーツ大会ではドーピング試験というものを必ず行う。ドーピングはアンドロゲン様ホルモンを打って筋力を強くして競技に望もうという涙ぐ

ましい行為であるが、自らの力で競技を競うスポーツ精神に反するばかりでなく、体のホルモンバランスを崩すために禁止されている。一方、昔、中国には宦官という制度があった。宮廷の中で皇帝の側近として使えた官吏である。彼等は睾丸をとられ、いわば去勢の状態にあった。側近は、おのずと皇室との距離も近く、出世コースとなった。当時は権力は男性のものであり、側近という重要な位置にありながらも去勢により権力欲がうせているから皇帝には都合がよい側近であった。さもなければ側近に寝首をとられる心配をしなければならなかったのである。一方、家畜の去勢はこれとはやや異なるものの本質は類似した発想である。つまり、ウシやブタはこのホルモンにより雄特有の筋骨隆々となり硬く雄臭い肉となり、美味しくなくなる。そこで去勢によってそうなるのを防いで肉質をあげるのである。さらに、去勢したイヌなどは空威張りをしなくなり、飼い主との関係をうまく作れる。また、最近では男の方がストレスに弱いなど言われているが、この男性ホルモンがストレスの引き金になっているかもしれない。

8　ストレスに立ち向かうホルモン

　副腎は腎臓のすぐ上に三角帽子をのっけたように存在する（図9-2）小さな臓器であることから、副腎と名がついている。この重さは、わずか10〜15g程度しかない。この中は大きく皮質と髄質という2種の構造に区分できる。皮質は様々な細胞が地層のように層状に並んでいる。この皮質から体を守るホルモンが分泌されている。あえて名付けるならアンチストレスホルモンとでもいうのが妥当かもしれない。50年ほど前にモントリオールのマギゼル大学のハンスリ博士が第三の性ホルモンを見つけようとして、卵巣から取ったエキスを何度となく注射したら、そのたびに副腎が腫れあがり3倍もの大きさになった。さらにリンパ系は縮み、胃や腸に潰瘍が現れ始めた。また、冬の寒さにさらしたネズミや回転車でクタクタに疲れ果てたネズミも副腎が大きく腫れあがったのである。つまり、どんなストレスでも同様に副腎が腫

れあがってしまったのである。このことから副腎からはストレスに対抗するため逆境にあればあるほど、勇んでそれに対抗するためのホルモンが生産されることがわかった。このホルモンの名は副腎皮質ホルモンといい、体の中の炎症をくいとめる働きをする。このホルモンはストレス状態になると副腎から分泌され体を守ろうとする。このような働きのため、このホルモン様物質は皮膚炎や喘息など広く治療薬として使われている。しかし、少し怖い一面も持ち合わせている。例えば、胃や腸は自分のそれを消化しないように壁を守る粘液の分泌をしているが、このホルモンは粘液の分泌を抑制する働きがある。したがってストレスになると副腎皮質ホルモンの分泌により胃を守る粘液の生産が抑えられ胃潰瘍や十二指腸潰瘍になる。まさに、諸刃の剣みたいなものである。また、このホルモンは女性ホルモンと類似しており、女性の方がストレスに強いといわれる由縁はそこにある。多くの実験動物でも雌の方が種々のストレスに強いと言われている。

　副腎には髄質からもう2種類のホルモンが生産される。それらはアドレナリンとノルアドレナリンと呼ばれる。働きの強さは異なるもののどちらも同じような働きをする。これらのホルモンが働きだすと、皮膚や内臓の毛細血管を収縮させる。その結果として顔面は白くなり、消化管活動は抑えられる。同時に心臓の拍動は増し、瞳孔は開く。筋肉の緊張が高まりすぎて、武者ぶるいが出たり、冷や汗がでたりするのもこのホルモンの働きによる。まさに、怒った状態がそうなのである。生理的には交感神経が亢進した状態と同じである。

9　甲状腺ホルモン

　ヒトの体は、食物から供給される燃料を燃やして働いているエンジンに例えることができる。この燃え方をかげんしているのが甲状腺ホルモンである。いわば、燃料釜に酸素を送る通気孔のようなものである。通常では細胞の代謝機能を促進的に働かせる。冬山などで遭難した場合、このホルモンの活動

が盛んになり、体の基礎代謝を上げ熱を生産することにより寒さをしのごうとする。正常に働くうちはよいが、一度、このホルモンの作用がバランスを失うと、通気孔が開きぱっなしで、無用に燃料を燃やしきるか、閉めっぱなしで灯火が消えてしまうような状態を体に作る。すなわち、甲状腺ホルモンも同様で過度に作用すると、体中の代謝が亢進し、体温運動もしないのに体温が上昇し、動悸を感じるようになる。そして異常な疲労感を伴いながら体の分解が進み痩せ衰える。このホルモンと脳の活動の関係をみると、分泌が増えるにしたがい興奮性が高まり、イライラする。ところで、このホルモンにはヨウ素が含まれているため、これの合成にはヨウ素が必要である。海草はヨウ素が豊富な食物であるから、よく海草を食べなさいと言われる由縁はそこにある。このホルモンが働きすぎると体中の燃料を使い果たすため皮下脂肪などもすっかり消費される。ただ、度がすぎると、げっそりと痩せ節々や目が飛び出たように見える。さらに、頸の部分が腫れあがっている。これがバセドー氏病である。また、この性質を利用して甲状腺ホルモン様物質は痩せる薬の成分にもなっている。実際、家畜の甲状腺の干物を煎じて飲むだけでその効果はあるが、一度、過度に効きだすと踏みぱなしのアクセルのように加速が止まらない危険性もあるので、この薬の乱用は禁物である。また、このホルモンは変態ホルモンとよばれオタマジャクシや幼虫に加えるとカエルや成虫になる。一気に成長が進むのである。いわば、浦島太郎の玉手箱から出る煙のようなホルモンである。このような面では老化のヒントを含むホルモンと考えられる。

10　体内のホルモンとその作用リスト

　体内のホルモンの作用とそれらの生産場所については全てをとりあげることができないのでここにリストとして掲載することにする。

表 9-1

組織	ホルモン	標的細胞	作用
下垂体前葉	卵胞刺激ホルモン	生殖線	排卵、精子形成
	黄体形成ホルモン	生殖線	卵胞／精子の成熟
	甲状腺刺激ホルモン	甲状腺	サイロキシン分泌
	副腎皮質刺激ホルモン	副腎皮質	コーチコステロイド分泌
	成長ホルモン	肝臓	ソマトメディン分泌
		全細胞	タンパク質合成
	プロラクチン	乳房	発育と乳汁分泌
下垂体後葉	バゾプレッシン	尿細管	水分再吸収
		動脈	血圧上昇
	オキシトシン	子宮	収縮
生殖腺	エストロジェン	多数	第2次性徴
	テストステロン	多数	筋、乳房の発育
甲状腺	サイロキシン	多数	代謝率の増加
	カルシトニン	骨	カルシウム保持
副甲状腺	パラサイロイドホルモン	骨	血中のカルシウムを上げる
副腎皮質	コーチコステロイド	多数	エネルギー代謝
			血管アドレナリン受容器の感作
			抗体形成抑制と抗炎症作用
	アルドステロン	腎臓	ナトリウムの保持
副腎髄質	エピネフリン	心臓血管系	交感神経賦活
	ノルエピネフリン	皮膚、筋肉、肝臓、その他	
膵臓のランゲルハンス島	インスリン	多数	ブドウ糖取り込み増加
	グルカゴン	肝臓筋肉	ブドウ糖レベル増大
	ソマトスタチン	島	インスリン、グルカゴン分泌調節
消化管粘膜	セクレチン	外分泌系膵臓	消化酵素の分泌
	コレシストキニン	胆のう	胆汁分泌
	VIP	十二指腸	固有運動と分泌活性化、血流増加
	胃の抑制ペプチド	十二指腸	固有運動と分泌抑制
	ソマトスタチン	十二指腸	固有運動と腸管性分泌抑制

11 ピルとホルモン

　最近、経口避妊薬ピルが日本でも発売されることが厚生省で認められた。このピルという用語は単に錠剤という意味だが、一般では経口避妊薬の代名詞になっている。現在、世界で最も広く普及している避妊薬で年間9,000万

人以上が使用していると言われている。このピルに含まれる成分（卵胞ホルモンと黄体ホルモン）がホルモンの作用、特に排卵機構に関わる部分に作用し、排卵を起こさなくさせるのである。排卵は下垂体の卵胞刺激ホルモンにより卵が成熟し、その後黄体刺激ホルモンにより排卵が誘導されることによって起こる。ピルはこの部分を抑えるように働く薬である。生む権利、生まぬ権利どちらも尊重される現代においては生来備わっている生物的な体の営みを外部からのコントロールする知恵を得た。ピルは経口的に黄体ホルモン様の薬を投薬し、形としては妊娠に近いホルモンバランス状況を作り、今妊娠しているからまだ次の子を作る準備ができていないので排卵しないでくれと体内に偽の情報を流しているようなものである。この情報により、排卵ホルモンの働きを抑えている。これは、ホルモンのフィードバック機構（図9-5）を逆手にとった考え方から開発された薬である。ただ、ホルモンはシーソーのように相互のバランスで体の調和をとっているので、乱用すると体を壊してしまう。副作用には悪心、嘔吐、頭痛、乳房の張りがある。したがって使用にあたっては医師と相談する必要がある。

12　インスリン

このホルモンは膵臓のランゲルハンス島という細胞集団から分泌される。働きは燃料を個々の家庭（細胞）で実際に燃焼させる最後の調節を行っているようなものである。体のどの細胞も活動をするためにはエネルギーが必要である。このエネルギー源になるのがブドウ糖などの糖類であるが、インスリンは細胞膜が糖を取り込む場所に働く。いわば、石炭ストーブの入口を開ける役目をしている（6章　図6-20参照）。したがって、このホルモンが働かなくなると、細胞への燃料の取り込みが行われず、細胞が死へと向かう。一方、燃料である糖は使われなくなり、血液の中に充満するから血糖値も上がるという結果になる。行き場のない糖分は腎臓でこされて尿にも出てくる。このようなことから糖尿病という名前がついている。ふだん糖が混じった

粘稠(ねんちゅう)な液をろ過したことのない腎臓には大きな負担となり腎障害をもたらすし、粘稠な血液は血管をつまらせたりもする。一方、脳細胞や網膜細胞は大量の糖の消費を行うところだから糖尿のように細胞レベルで糖が不足した状況では脳障害や盲目になったりする。重度の場合は生命を落とすことにもなる。これが糖尿病である。糖尿病の原因には遺伝的なものもあるが、食生活などによって生じる場合が多い。高血圧などと同様に生活習慣病の1つにあげられている。

13　脳とホルモン

モルヒネといえば何やら怪しげな薬物と連想される読者が多いと思う。このモルヒネは麻薬であるとともに末期癌の患者に鎮痛剤としても広く使われている。一方、人類は長い歴史の間にこの麻薬により大きな過ちを犯している。麻薬中毒により精神障害や犯罪が後を絶たない。また、最近は麻薬にからむ物騒な事件も多いし、アメリカをはじめ、日本なども青少年の麻薬患者が増えており社会的な問題に発展している。アヘン戦争（1840年）はイギリスが中国を植民地にするため中国に麻薬を流布し、国民を麻薬づけにし勤労意欲をなくしイギリスへの抵抗力をなくしようしたことが事の発端のようである。ところが、脳の中にすでに麻薬に似た脳ホルモンが存在することが1970年代中頃に明らかになった。名前はエンケファリンと名付けられた。これは脳のいたるところで分泌されているようだ。ただ、これはこれまでのホルモンが腺組織から分泌されるのに対して、神経細胞から直接分泌される。この物質は体の中の痛みを抑えたり、悦楽感を与えたりする。本来、痛みなどの刺激は体に危険が近づいていることを警告しているわけで、重要な感覚である。しかし、苦痛もまた体にとってよくない。したがって、ある程度痛みを緩和するシステムを体は備え持っていると解釈できる。脳内アヘン様物質はそのためにあると考えられる。

その他、脳にはメラトニンといって松果体から分泌されるホルモンがある。

や飽食の結果生じる健康問題がいつも話題になっている。そして、病気による死因の上位は心臓病や脳溢血(のういっけつ)があげられる時代である。しかし、人生50年の中世では死因の第1位は細菌やウイルスによる感染症であり、ペストや天然痘などの流行が最も恐ろしい病気であった。ところでギリシア・ローマ時代からペストや天然痘にかかっても幸いにして助かった人は二度と同じ病気にかからないことが経験的に知られていた。このようなことから免疫という言葉は文字どおり「疫病を免れる」という意味から生じたものと考えられる。蛇足になるが、最も古い意味には課税や借金を免れるという意味があるようだ。

　かつて、天然痘（1980年にWHO：世界保健機構が天然痘撲滅宣言を出している）は現代のエイズと同じくらい恐れられた病気である。エイズはご存じのように性行為などを介して伝染するが、天然痘はくしゃみ、会話などで空気感染をする非常に恐ろしい病気である。これを救ったのが有名なイギリスの医師ジェンナーである。彼は、牛痘（牛の天然痘のような病気）にかかった牛に接する農夫が天然痘に感染しないことにヒントを得、牛痘の膿をヒトに摂取することを思いついたのである（1796年）。ただ当時は、理屈はわかっていなかった。天然痘がウイルスによって起こることなど知るよしもなかった。とにかくやってみたら病気にかからなくなったのである。これを科学的に証明したのがパスツールである。彼はジェンナーの100年後に現れ、ジェンナーの行った種痘の理屈を証明した科学者である。

　パスツールは、その他ウイルスや細菌が突然に湧き出すのではなく食物から養分を取り増殖すること（生物は無からは生じない）を示したり、ニワトリコレラのワクチンを開発したり多くの現代免疫学の基礎を作った。ちなみに「ワクチン」はパスツールの作語である。

　私たち日本人からも免疫学の日の出に大きく貢献した人物がいる。ご存じの読者も多いと思うが、今の慶応大学医学部の創設者北里柴三郎がその人である。

　しかし、その後ワクチン接種がかならずしも全ての細菌に応用できるわけではなく、細菌によっては弱い毒素を打って抗体を作らせることができない

ものがあることがわかってきた。ジフテリア、破傷風菌などはいくら弱い毒素にしても病気をもたらすのである。このために、北里柴三郎は直接菌の一部を接種しないでそれを動物に接種し、それと戦うために動物の血清のなかに免疫グロブリンなるものを作らせ、その血清を患者に注射することにより病気を治す方法を考えたのである。こうすれば、直接菌を植え付ける必要もなく、その病気にならない。これが血清療法の始まりで、現在も広く用いられている療法の1つである。エイズ感染で大きな社会問題になった非加熱剤血清などもその療法の1つで、直接菌を植え込まないで、他の動物に植え込んでそれに反応する免疫グロブリン（血液：血清の中のタンパク質）を作らせ、その血清を用いる方法をとっている。そうすると、抗血清が抗体のような働きをして、侵入者である細菌をブロックするのである。マムシやハブに噛まれて抗血清を打つ話はご存じと思うが、これも同じような理屈である。

2 抗体とはどんなもの

　リンパ球を含めて免疫系の全ての細胞は、そのおおもとである造血幹細胞からできてくる（図10-1）。つまり白血球、赤血球、胸腺リンパなどももと

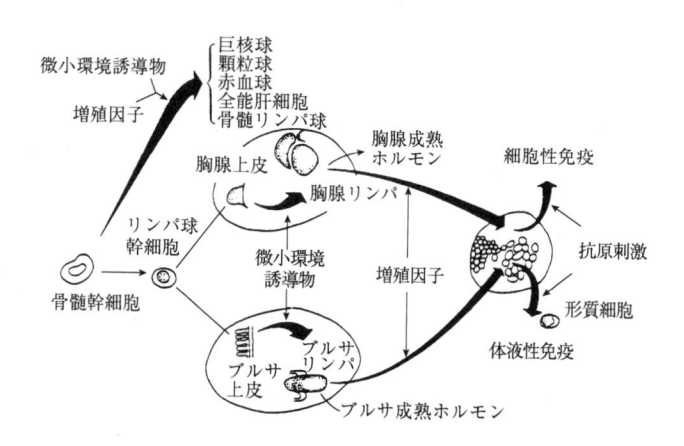

図10-1　免疫系細胞の生いたち（コーパー、1990）

をたどれば同じ細胞から生まれてくる。これらは、体内を自由に動き回る細胞である。一方、抗体はアミノ酸からできているタンパク質で細胞ではない。抗体は外部から入ってきた多種多様のタンパク質（抗原）の組成を読み取ってそれにぴったりくっつき抗原が働けないようにする働きがある（図10-2、3）。その現象を「抗原・抗体反応」という。この抗体は胸腺由来のT細胞や骨髄で作られるB細胞によって生産されることが知られている。

　抗体はある特定の抗原だけを認識して特異的に結合するタンパク質で免疫グロブリンという。この免疫グロブリンにはIgG、IgM、IgA、IgD、IgEなどあるが、IgG、IgMは胎盤を介して、あるいは母親からの初乳を介して新生児に移行する（図10-3）。新生児が病気にならないのはこのためである。免疫グロブリンは、いわば親から授かるお守りのようなものである。抗原とは一般的にはバクテリア、菌類、原虫（アメーバやゾウリムシ）をさし、外敵ともいうが免疫用語では抗原という。ところでIgGとかIgMの用語はimmuno-globulinという免疫能力を持つタンパク質のイニシャルでGとかMはそのタ

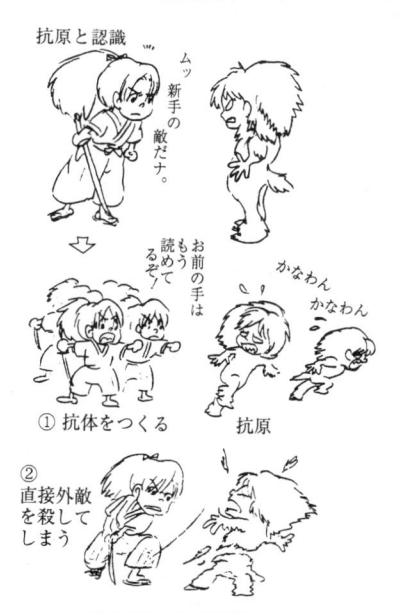

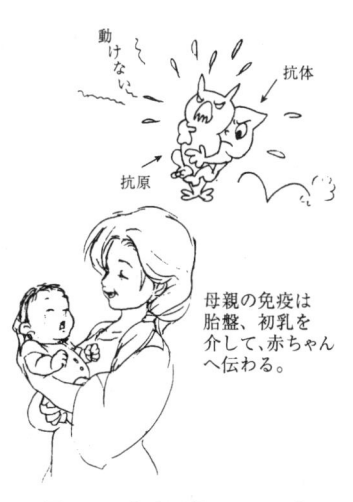

図10-2　免疫獲得　　　　　　　　図10-3　免疫は親からのお守り

イプを示す。

3　免疫の機能・新星を守るバリア

　免疫には自然免疫と獲得免疫とがある。自然免疫は、私たちが生まれつきもっている免疫のことで外壁、炎症、マクロファージの3つの防御機構というか外堀を構えているようなことを示す。これらには、ある特定の菌にだけ対応するような特殊性はない。どんな外敵および傷害にも同じような反応の仕方をする。例えば目から出る涙は様々な細菌を流し、皮膚から出る汗もいろいろなバクテリアを殺す。また、組織に炎症が起こると細胞からヒスタミンが出てマクロファージに伝え、マクロファージは細菌を食べるために集まると同時に抗体を作る細胞たちに緊急を知らせるようになっている（図10-4）。

　獲得免疫は生まれてから、様々な経験をとおして得る免疫のことをいう。これは予防接種で得るものもあるし、外界の様々は細菌を吸い込んでできる

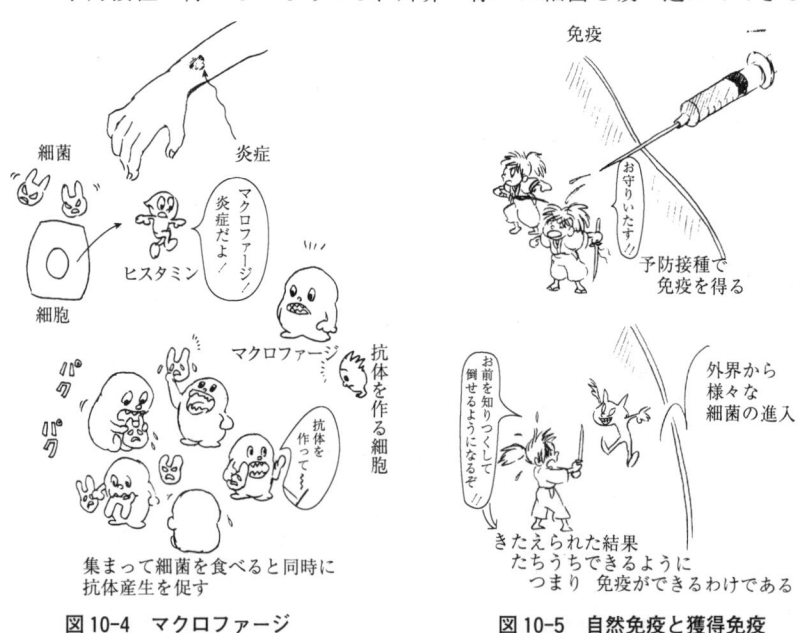

　　　図10-4　マクロファージ　　　　　　　図10-5　自然免疫と獲得免疫

ものもある。この免疫には侵入してきた細菌などを抗原と認識してそれへの抗体を作る方法と、直接外敵を殺してしまう方法の2通りがある（図10-5）。

4　免疫は諸刃の剣

　最近アレルギー疾患が急増している。本来免疫は私たちの体を守るために作られた自動防御機構のようなものである。いわば電車の自動制御（ATS）のようなものとでも言えるかもしれない。しかし、何でもそうなのだが過剰防衛は身を滅ぼしかねない。免疫にはどうやらそのような側面があるようだ。それがアレルギー反応として現れる。

　1960（昭和35）年石坂はアレルギー患者の血液中にアレルギーを誘導する物質（抗原）に結合する分子が存在することを発見した。それが新しい抗体IgEの発見である。IgEは白血球の中でも好塩球という粘膜組織や皮下にいる肥満細胞にくっついている。アレルギー源がこれに結合すると好塩白血球や肥満細胞からヒスタミンやセロトニンという炎症を起こす物質が出るようになる（図10-6）。これらの物質は血管拡張作用があり、血管から体液が出るため皮下であれば蕁麻疹がでるし、気管であれば平滑筋を収縮し喘息の発作ということになり、非常に不都合な事態を引き起こすのである。

　ペニシリンなど多量にアレルギーを起こす物質を取り入れると全身の血管が拡張し、急激な血圧降下を起こし、呼吸困難など生じ死にいたる場合がある。これをアナフラキシーショックという。

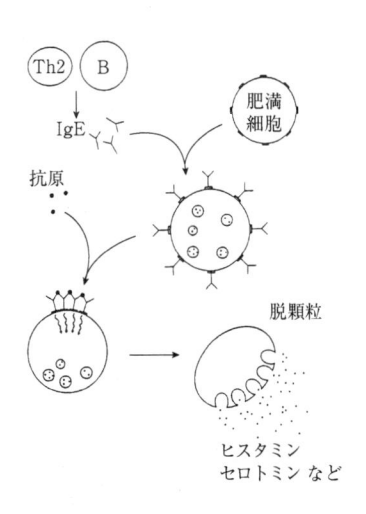

図10-6　アレルギー発現の仕組
（小安、1997）

5 リンパ腺、リンパ管ってなんだろう

風邪をひくと喉の扁桃腺が腫れるし、歯痛で歯科医院に行くと喉の付け根にグリグリがあるかを確かめられることがある。これは、歯から入った細菌により、首のつけねにあるリンパ節が腫れているかどうか確かめる診断の方法である。リンパ節は体のいたる所にあるが、特に四肢のつけねにある（図10-7）。恐らく外部の細菌群が体幹に入り込まないための防御機構となって

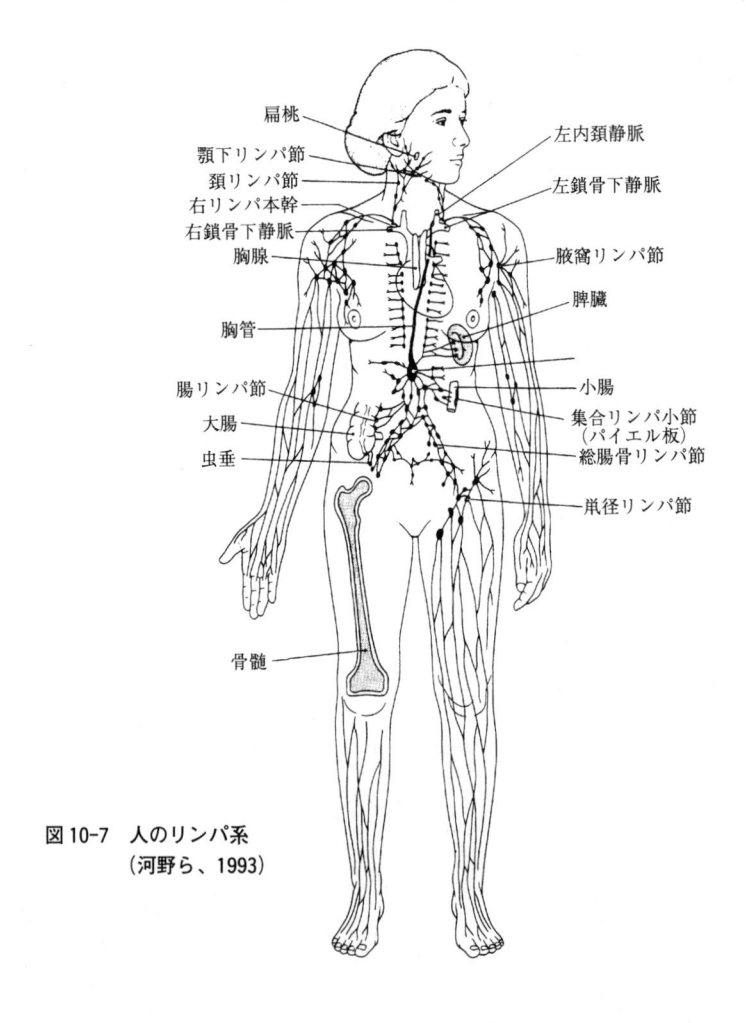

図10-7　人のリンパ系
　　　　（河野ら、1993）

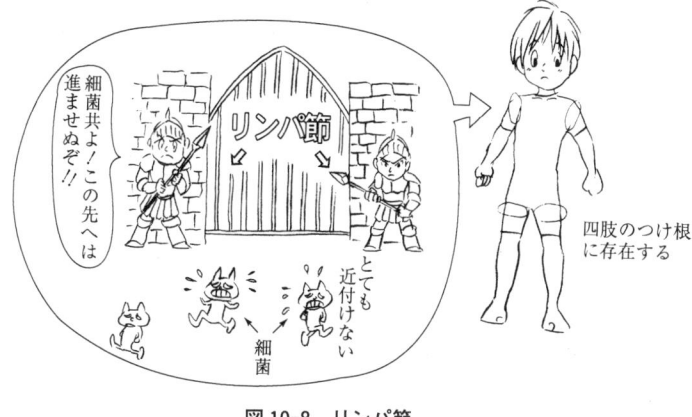

図10-8　リンパ節

いるのだろう。いわば、城の周囲にある様々な門の門番のようなものといえる（図10-8）。

　リンパ節には①リンパ小節と呼ばれリンパ球が集まるところと、②ろ過装置として細菌や異物を細胞の食作用で処理し、抗体を生産するところの2か所がある。リンパ小節はリンパ球の増産を行う生産工場のようなものである。ここで生産されたリンパ球は血液中に送りこまれ、敵を見つけしだい武器である抗体を生産する。これらリンパ節やリンパ小節は無数のリンパ管という管の連絡網でつながっている（図10-7）。血管は栄養や酸素を運ぶがこの管はリンパ球を体の隅々に運ぶ。リンパ管の壁は静脈よりも薄くできており、血管のように触れることができない。

　防衛力が十分でないとリンパ管が発赤し赤く索状に見え出し、さらに病状が進行するとリンパ節炎を起こすことがある。

6　脾臓

　脾臓は、リンパ球生産とともに、細網内皮系の1つとして細菌や異物などの処理を行っている。特に、老朽赤血球の破壊は重要な仕事となっている。いわば血球の処分工場である。赤血球の処分によって生じた血色素はビリル

ビンとなり、肝臓で胆液の成分に変えられ再利用される。今、世間を騒がせている産業廃棄物のようなことには決してならない。また、脾臓は血液を溜めておく場所としても知られている。不幸にして多量の出血をすると溜めておいた血液を送りだし、収縮する。

7 体を守る血球

血液の中で細胞成分は約45％の容積を占めている。それらは赤血球、白血球、血小板で、そのうち外敵から身を守ってくれるのは白血球の役目になっている（図10-9）。ちなみに赤血球は酸素や二酸化炭素の運搬を行い、血小板（これも立派な細胞である）は出血を防ぐ働きをする。

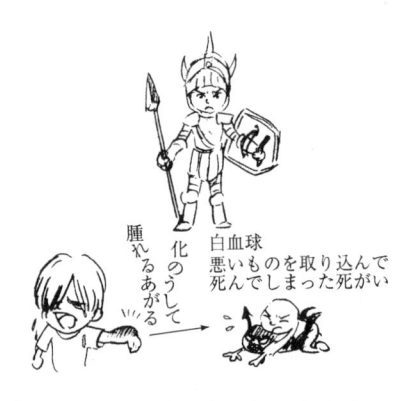

図10-9 体を守る兵士の白血球

白血球の働きを簡単にまとめると、①感染防御、②異物処理、③抗体生産などである。まさに、体の軍隊のような働きを担っており、その仕事は爆弾処理から敵の侵入阻止など外敵に立ち向かう一切を行う。このように白血球兵士は働きによって様々な種類があり陸軍、海軍、空軍が備わっているようなものである。また、アメーバ運動といって様々に形を変えて血管から組織に出たり、逆に組織から血管に移動でき、変装にもたけている。その能力別に整理すると以下のようになっている。

　　　移動速度の速い順：好中球＞好酸球＞好塩球＞リンパ球＞単球
　　　食作用の強い順：好中球＞単球＞好酸球＞リンパ球＞好塩球

単球：アメーバのような運動で細菌などを取り込み分解する。異物であれば大体なんでも免疫反応を誘導し、抗体生産を促す性質がある。

好中球：炎症性反応で活躍する能力を持っている。性質としては炎症部位

の血管に取りつくことができるし、血管から自由に出入りでき細菌を捕まえ食作用で殺してしまう。

　好酸球：アレルギー反応の時に活発に活動する。抗ヒスタミン様物質を産出する。好中球と同様に食作用を持っている。寄生虫がついた時にこれが増加することは知られているが、その機能はわかっていない。

　好塩球：血中のヒスタミンの半分はこの細胞が作る。アレルギーなどの過敏症や炎症反応の時に活躍する。

11 宇宙（体）を操る指令塔（脳）

　脳といえば皺(しわ)という言葉を連想する人が多いと思う。多くの読者は脳の話をそれぞれの経験や教育課程で一度ならず聞く機会があった事と思う。その中で、どんな話にも脳の表面は脳溝やら脳回というたくさんの皺でできていることを聞いたことがあると思う。この皺の数こそ、記憶や計算能力など知的な活動を生み出す泉と考えている人もいる。まさに、脳の皺は脳の不思議さを象徴しているかのようでる。その脳は形の不思議さが手伝ってか、なにやらとても重要なものと言う認識はあるものの肺、胃、腸などの臓器に比べ、その働きや構造を想像するのが難しい臓器といえる。つまり、働きと構造のつながりが素人には見えにくいのである。そのことが原因かどうかは別として、脳の障害が心の病気や知的障害であるという結果をもたらすことが多いのだが、それを人格の問題と整理できない時代が長く続いた。身内に精神病棟に入っている者がいると何か病名をすっきり言い切れない問題を抱えることも多かった。それだけ脳は特殊なものと考えられていた。このことは、脳が他の臓器のように体のパーツと考えられるほど単純な機能を担っていないことから、そのような位置づけにされるのだろう。

　脳も体の他の臓器と同様に1つの臓器であると認識され、その障害は他の臓器の疾患と同次元で考えるようになったのはつい最近のことである。昔なら変人扱された心の病気もその原因がわかり風邪ひきと同じレベルで病気として認知される時代になりつつある。最近はとみに心の病気、すなわち脳の病気が深刻な社会問題になっている。また、これまでの死の概念を大きく変える脳死も臓器移植の普及に伴いよくマスメディアに取り上げられているし、多くの人々にとっても強い関心事である（13章参照）。いうまでもなく、脳は多くの人が認めるように生命（心）そのものである。脳の正常な働きがあ

って初めて私たちは生きていることの喜びを感じることができる。怒りも喜びも全て脳の中で作られているわけである。人類が宇宙にまで足を運ぶ時代を築いた科学の進歩、様々な文化を作りだした文明の進歩、過去の記憶をたどる思考や夢にみる不思議な経験など、どれをとっても私たちの頭の中にある脳の働きの結果である。21世紀は「脳科学の時代」といわれ、このような素晴しい生命感をもたらす脳について、現在多くの研究者がその営みの解明に精力を注いでいる。おそらく、脳に関する話題は今後も多くの新聞やテレビあるいはそれに関する出版物を通じて出ることと思う。本章では読者のみなさんが、多くの情報に接するとき脳を考える糸口になるような脳の不思議、構造・機能、そしてそれに関係する栄養についての基本的な事項について触れていくことにする。

1 脳の構造・機能

本来、脳は生命そのものといっても過言ではない。まさに生きている時が桧舞台であり、死後は一番先に形をくずす。白く豆腐よりも柔らかいことから頭蓋骨がなければ、豆腐の角に頭をぶつけても死ぬ可能性がある。白いからブラックボックスというには気後れするが、それだけの神秘を含んでいる臓器で、想像もつかないならホワイトボックスとでも呼べばいいのかもしれない。脳は神経線維が多く集まっている部位（白質）と神経細胞が多く集まっている部位（灰白質）に分けられる。脳に含まれる神経細胞は150億個ともいわれている。

この細胞は神経単位（ニューロン）といい無数の木の枝を張ったような樹状突起というものをもった細胞である（図11-1）。さらに、この細胞の何倍もの神経膠細胞という細胞がある。これらの細胞は神経細胞を保護したり、脳への細菌の侵入を防いだり脳にとっては神経細胞と同様に大切な細胞である。臓器というには割り切れない臓器であるが、構造を理解するために、それにメスを入れるという行為から展開する。人間の脳は大脳、基底核、間脳、

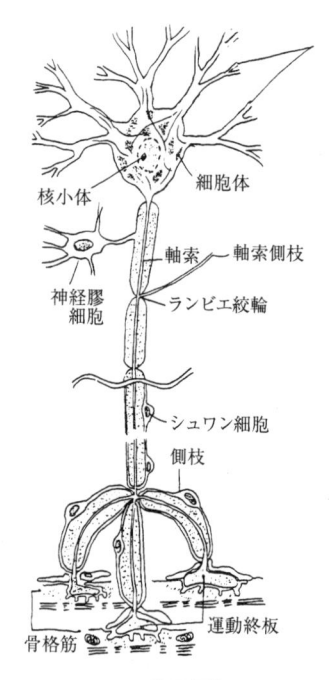

図 11-1　神経細胞

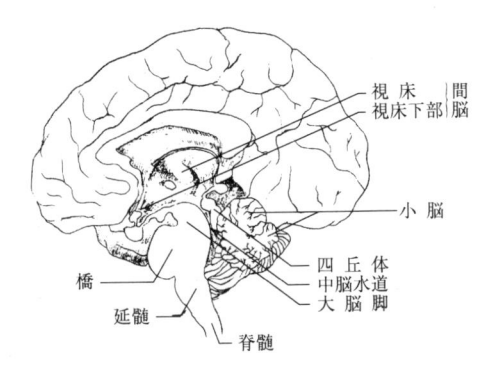

図 11-2　脳の概略図（正中矢状断面）

中脳、橋、延髄、小脳に区分される（図 11-2、付録図 7 参照）。大脳皮質は創造や計算・高度な判断をする新皮質と感情や本能に関わる旧皮質に分かれる。人間の新皮質はとても発達している。動物は旧皮質の割合が多くなっている。人の脳の重さは 1,300～1,400 g である。ちなみに男性と女性では 100 g くらい平均して女性の方が軽いし、同性でも個人差がある。しかし、なにも脳の大小で心配することはない。脳の大小で知能の差異はない。ましてや男女雇用機会均等法が成立した現在において 100 g の重さの差異に価値を求めること自体脳の重量に囚われない結果になる。ただ、桂　太郎（政治家）の脳は 1,600 g もあったようである。

　前述の間脳、中脳、橋、延髄はまとめて脳幹という。名前が示すように大脳を中心で支える軸のように存在している。この脳幹は体を生かすための生命の基本的な働きを作る場所として重要である。例えば呼吸とか心臓の活動・血圧の調節は延髄で行っている。このような働きは無意識に行われており延髄は生命活動の自動制御室とでもいうところである。脳死の判定にはこの脳幹の機能が残っているか否かをチェックする検査が多いのもそのためである（詳細は 13 章）。また間脳は視床と視床下部に分けられるが、視床は嗅覚を除

いたほとんどの感覚が一度、情報を整理するための中継点として大切な場所である。視覚も痛覚もこの場所で左右の信号が整理されて大脳皮質に送られる。一方、視床下部は生命維持の基本的な活動をするセンターである。例えば体温の調節もここで制御されている。乳児はこの部位がまだよくできていないので外からの変化に対し自動調節がうまく機能できないために、ちょっとした事でも発熱をして親を困らせたりする。また、食欲などの中枢も視床下部にある（図11-3）。この部位は摂食中枢や満腹中枢と呼ばれ、食欲を調節する場所である。無理なダイエットをすると、この場所の働きが壊れて元に戻らなくる。このような生命の基本的な営みに関わる脳幹が働かなくなった状態を脳死という。皮質が働かなくなっただけでは脳死とは言えない。このことは後の章（13章）で詳しく触れることにする。

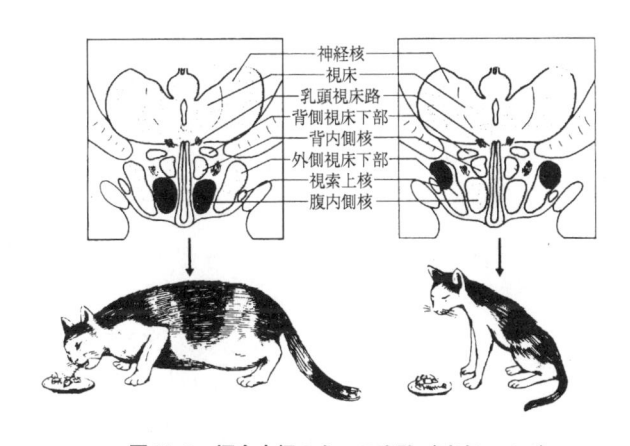

図11-3　摂食中枢のネコの実験（時実、1976）

ところで体の左側が麻痺を起こした場合は右側の脳に障害が生じていることはよく聞く話である。感覚や運動は体とは反対側の脳と関係している。これは運動や感覚の神経の多くが延髄という場所で交差しているために起こる。この交差は運動では錐体交叉といい、感覚では毛帯交叉という。したがって、左利きの人は実は右利きの脳を持っているということになる。このことを含め脳の中で交差は多くみられる。何故交差することが必要であったのかはわ

からない。

　人間の脳には多くの溝と皺が見られることは先にも述べたが、これらをきれいに引き伸ばしすと、その広さはほぼ新聞紙両面開きの広さになると言われている。限られた頭蓋骨の中の空間（頭蓋腔）で可能な限り神経細胞を増やそうとする結果そうなったものといえる。ところでネズミやウサギの脳は平滑脳といって皺が見られない。

　大脳の働きの中心は大脳皮質で、その皮質脳は機能の役割によって領域が決まっている。例えば運動に関わる領域、感覚に関わる領域、見ることに関わる領域などであり、それらは、運動野、感覚野、視覚野などと呼ばれている（図11-4）。運動野や感覚野は脳に体を写したかのように体の各部位の動きや感覚に対応した神経細胞が存在している。このような脳の仕組みを「脳の機能局在」と呼ぶが、この仕組みを最初に発見したのはブローカ（Broca）で1861年のことである。彼は声は出せるが言葉が話せない患者（運動性失語症）の死後、病理解剖の結果から左前頭下部に運動性言語の中枢があることをつきとめた。その後、ペンフィールド（Penfield）というカナダの脳外科医が臨床的所見や生理学的所見をもとに体系づけたのが1960年代のことである。彼は手術を終えた患者が足をさわられた感覚や夢を見たことなど仮想体

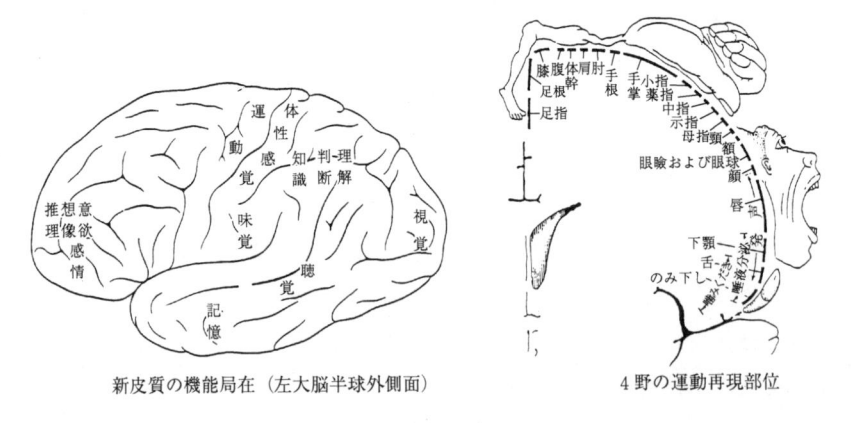

新皮質の機能局在（左大脳半球外側面）　　　　　4野の運動再現部位

図11-4　大脳の機能局在を示す

験が手術の部位によって異なることに気が付き、それらの事象を整理して脳には機能局在があることを提唱した。その後、多くの研究者により大脳には、機能によって棲み分けのあることが裏付けられた。このような機能局在は体に麻痺が生じた時に脳のどこそこが悪いかの診断にとても重要な情報を提供してくれる。

一方、図11-4で手と口・顔が大きく描かれているいるが、これは手とか口は運動や感覚も極細やかで、それに対応する神経が発達しているところで、その強さをこのように局部をクローズアップさせる形で表現をしている。このことは12章 表12-1でも示されている。

2 脳を作る細胞

脳は神経細胞（ニューロン）や神経膠細胞より作られている。1つの脳のなかには神経細胞が約150億個あることはすでに述べたが、この細胞は複雑な突起をもつ枝（樹状突起）を沢山もっている（図11-1）。この突起は情報をできるだけ多く集めるアンテナのようなもので細胞体の一部が無数に突出したものと考えればよい。つまり、アンテナを広く張っているようなものだと言える。神経細胞は皮膚などの細胞と違って一度壊れると再生しない。これは他の細胞と大きく違う点で、一生おつきあいする細胞である（1章 図1-13参照）。神経膠細胞はその働きによって数種類に分けられるが神経細胞と神経細胞の間を埋めたり、軸索の鞘（髄鞘）になったりして神経細胞を守る役目を持つ細胞だが、分裂能力があるから脳腫瘍など怖い病気の原因になる場合もある。その数は神経細胞の何倍もある。脳が障害を受けたり脳軟化症で神経細胞が欠落した時に間を埋めるのもこの細胞の役目である。

3　妊娠に気づかぬうちに形成される脳

　人間の脳はいつごろから形成し始めるのだろうか？　実は受精して2週間もすると、受精卵が発達して分化した外胚葉という部分から神経板といって脳を作るための最初の細胞の集まりができる。受精5週目くらいになると脳胞といって脳の原形が作られ、7週目近くなるとついに大脳皮質の神経細胞が現れるのである。人によってはまだ妊娠すら気づかない時期に、わずか17 mm前後の小さな生命体に脳が作られているのである。そろそろお腹が目だってくるころには大脳にも皺の形成が始まっている。出生直後の新生児の脳の重さは平均で約400 gである。生後6か月で600 g、2歳までは急激に成長して出生時の約2倍の800 gになる。その後成長を続けて、6歳ぐらいで大人の脳重の95％にもなる。10歳ころにはシナプスがほぼ完成するといわれている。生後の脳の発達は主に樹状突起、髄鞘やシナプスの形成とその充実である。部位別にみると延髄や橋などの脳幹は生後6か月で成人とほぼ同じ大きさになるが小脳はやや遅れて完成する。つまり、脳の発達にも順番があり、まず基本的な生命活動に関わる部位が完成し、その後学習や経験に伴って小脳や大脳が完成されていくのである。

4　脳を養う血管

　脳に血液を送る血管の大きなものとして総頚動脈から分かれる内頚動脈、鎖骨下動脈から分かれる椎骨動脈がある。総頚動脈は主に大脳に血液を供給し、椎骨動脈は脳幹と小脳そして脊髄の上部に血液を送る（図11-5）。このように、脳に血液を送る血管には2系統の血液供給ルートがあるのは、一方になにか障害が生じたとき、別のルートからも血液が回るよう備えているためと言える。このような働きをさらにカバーするのが脳底動脈輪（ウイリスのリング）といい、先の2つのルートを結ぶ脳ならではの血管経路である。

　さらに、脳の毛細血管には特殊な構造があり、それを血液—脳関門（Blood

Brain Barreir）と呼び先に記述した神経膠細胞の1種である星状グリア細胞の足が血管の回りを取り囲んで血管と神経組織の間に関所を作っている（図 11-6）。

他の組織のように毛細血管と神経細胞が直接に接することはないのだ（図 11-6）。血管から脳組織に入る物質はここで無害であることのチェックを受けるのである。

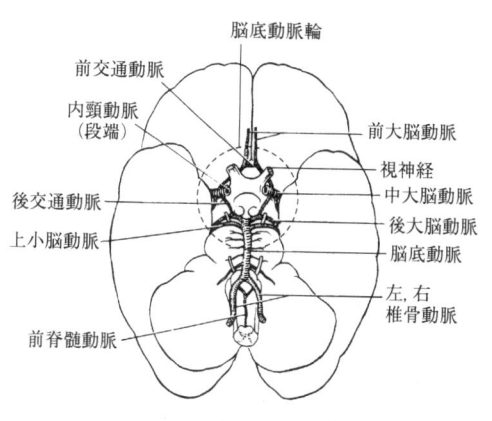

図 11-5　脳底の血管の様子

脳は大変に大事な場所だから脳の細胞を養う栄養分の中に危険物がないかどうかを調べるのである。残念なことにアルコールや麻薬はこの関所の番人をも甘味なる媚薬でだまし脳に侵入し神経活動を攪乱するようである。このような媚薬を阻止するのは、もはや神経膠細胞ではなく脳活動の修練された意志のほかにはないようである。

これら脳の血管に障害が起こると脳機能に重篤な結果を生じることが多い。脳の血行障害の原因には脳血栓症や脳塞栓症があるがこれらは脳の血管壁が

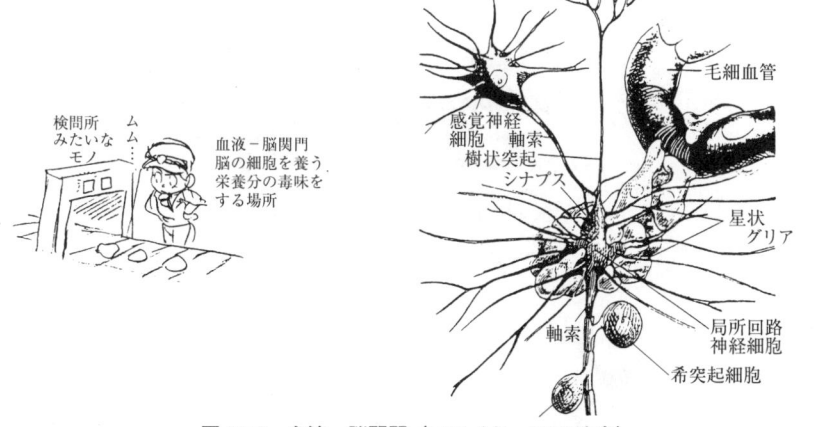

図 11-6　血液—脳関門（フロイド、1989 改変）

硬化症などで病変し、血管を細くしたり詰まらせたりする。その結果として脳軟化が生じる。ところで、脳の血管の様子をみるために眼底検査をするが、その理由は脳へ入る血管は脳にいく直前で眼底に入る血管と分かれているためである。いわば、脳の血管と眼底動脈は兄弟のようなものだから眼底動脈の傷み具合がわかれば脳血管の様子も予測できることになる。このために眼底写真をとるのである。

5　脳を守る膜と液

脳はとても柔らかいため三重の膜で保護されている。内側から軟膜、クモ膜、硬膜という（図11-7）。硬膜は一部骨膜に付着しているが、とても厚く（1 mm 前後）て丈夫な膜である。クモ膜は薄く半透明の膜で、さらにこの膜から軟膜にかけてクモの巣の糸のような細い糸を張っていることからクモ膜という。ところで、よくクモ膜下出血という言葉を聞くことがあるが、これは軟膜とクモ膜の間（クモ膜下腔）で起こる出血のことをいう。脳に入る多くの血管は小さな枝に分かれる前はクモ膜の下を通る（図11-7）。動脈硬化や動脈瘤などで血管が破れる場合は、このクモ膜の下にある血管がそうなる

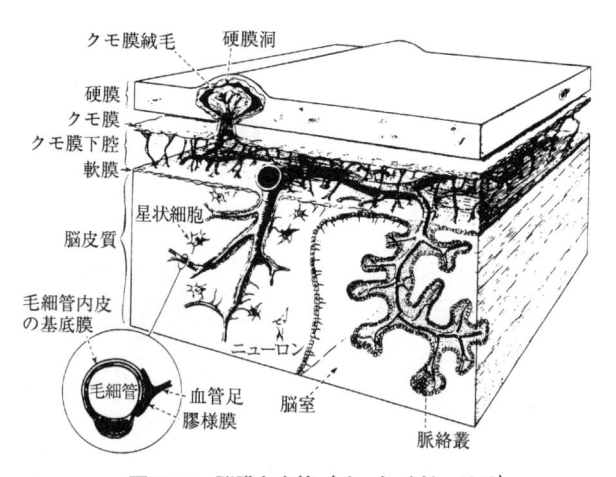

図 11-7　脳膜と血管（チュシイド、1976）

場合が多い。このような出血を総称してクモ膜下出血という。いったん出血すると、限られた頭蓋のスペースに血液が出るわけだから脳を圧迫して神経細胞を殺すので重篤な結果になる。これに対して、強い衝撃を受けて硬膜と骨の間に出血が起こることもある。このような出血を硬膜下出血という。早期に治療されればクモ膜下出血に比べはるかに予後がよい。これら膜も腫瘍になる場合があり、脳膜腫という。神経膠腫に比べたら治療方法も簡単だし、その回復もよいのが一般的である。

ところで、脳を物理的な衝撃から守る仕組みとして、膜のほかに脳脊髄液というものもある。これは豆腐が水のなかで壊れないように保存されいているように脳は脳脊髄液という液に浸かっている。この液も脳を衝撃から守っている。この脳脊髄液は脳室の脈絡組織というところで生産され、小脳と延髄の間の小さな穴からクモ膜下に出る。最終的には大脳の背側にある矢状静脈洞というところを経て静脈に帰る。

6　脳と栄養分

三大栄養素といえば糖質、脂肪、タンパク質のことをいう。この中で脳がエネルギーとして使えるのは糖質（ブドウ糖）だけである。脳重が体重の中で占める割合は体重の約2％だけだが消費するエネルギーは体全体の18％にもなっている。これをカロリーに換算すると1日500 Cal消費することになるから、頭を使うと知らぬうちにダイエットができるかもしれない。脳は1日120 gのブドウ糖を必要としており、他の臓器の糖の必要量を加算して考えると脳に十分なだけの糖を送るには1日3回の食事は大切なことがおのずと分かる。

ところでブドウ糖は脳が働くためのエネルギー源で車に例えればガソリンのような役目をしている。しかし、車を作っている他の部品となる栄養素も必要である。神経の働きの特徴としてシナプスという特殊な構造を形成し、次から次へと働き（情報）を伝える仕組みを持っているが（図11-8）、この

シナプスというのはニューロンとニューロンの隙間であり、その隙間の橋渡しは伝達物質が行うのだが、それをつくる基はアミノ酸である。したがって、タンパク質の摂取も脳の活動には欠くことができないのである。過剰な伝達物質は酸素で分解され神経膠細胞に取り込まれるか、神経末端から再吸収される（図11-8）。

　タンパク質は20種のアミノ酸から構成されている。その中でロイシン、バリン、イソロイシン、トレオニン、リジン、トリプトファン、ヒスチジン、メチオニン、フェニルアラニンは体内で作られないが、これらは脳にとっても必要なアミノ酸なので必ず食べ物から取り込まないと、脳の機能を維持できないことになる。伝達物質の1つにコリンという物質がある。このもとになるレシチンは納豆や卵黄に多く含まれているアミノ酸である。

　出生から6歳までの間は脳細胞の完成がまだ終わっていない。この間の栄養状態によって脳の正常な発育に影響がでることが考えられる。この時期の栄養不足は知能に大きな影響を与える可能性も考えられる。実験的にはあるアミノ酸を欠乏した餌で育てたラットは学習能力が劣るという結果もある。

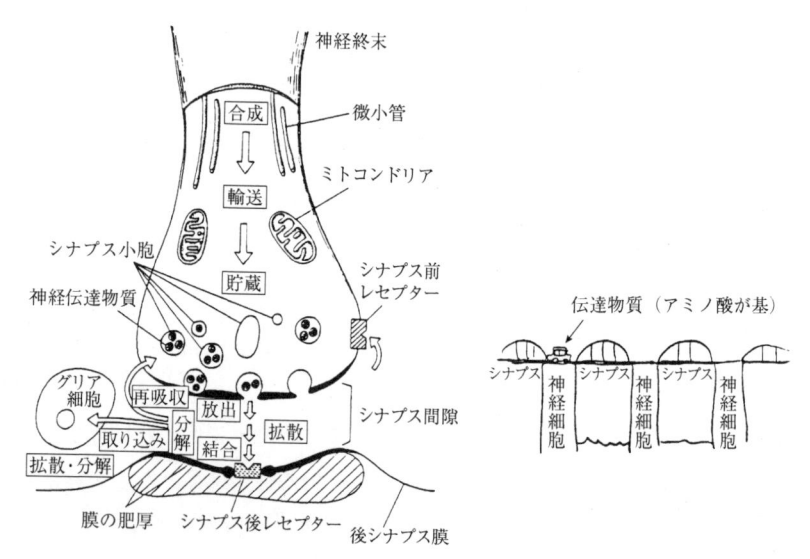

図11-8　神経伝達物質とシナプスの模式図（森、1991改変）

脳を守る栄養は直接脳だけに関係する栄養素を考えれば済むわけではなく糖尿病、高血圧、動脈硬化など体全体に関わる病気も脳の働きに重要に関わっている。例えば糖尿病などは初めに脳や網膜などの糖を多く必要とする細胞のあるところに症状が出てくるし、脳内出血を引き起こす高血圧症も脳に重篤な障害を与える。このような病気を防ぐには脳の健康を考えるのはもとより、肝機能や腎機能に対する栄養管理も大切なことはいうまでもない。

7　精神疾患と脳

まだまだはっきりしたことがわかっている段階ではないが、脳の中の神経伝達物質の不足あるいは過剰によって起こる疾患が多いようである（図11-9）。このことを示すのに「脳内物質が心をつくる」という言葉がある。精神疾患の一部では脳の神経回路を作る伝達物質やシナプスの働きに変化が生じていると考えられている。したがって脳を肉眼で観察しただけではこの手の病気はわからない。パニック障害の患者は延髄青斑核(せいはん)のノルアドレナリン性細胞の活動が必要以上に興奮するようになっていると言われている。強迫性障害はセロトニンという物質を活性化する薬剤が効果を上げる点から考えると、脳のどこかでセロトニンの働きが弱まっていると考えられている。精神分裂病は大脳皮質に投射するドーパミン神経の作用が過度に働いていることが1つの原因と考えらている。また、現代多くみられる「うつ病」ではアドレナリン、ノルアドレナリン、セロトニンなどのモノアミンが減少しており、治療にはこれらの物質を増す薬が使われる。

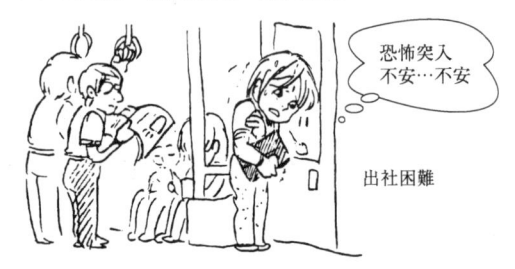

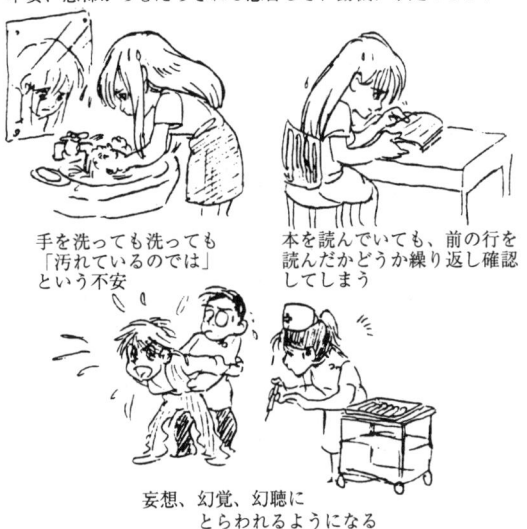

図 11-9　精神疾患の例

12 宇宙基地のレーダー（感覚器）

　情報化の時代といわれて久しい。思えばコンピュータは私たち周囲のいたるところに存在し、情報の処理に大活躍をしている。計算機の形をとらなくともマイクロチップの形で多くの日常生活品の中に組み込まれている。例えば全自動洗濯機などは中の洗濯物の重さを計り必要な水量を取り入れるし、エアコンは部屋の温度を自動的に感じとりオン・オフを制御することができる。私たちの体もそのコンピュータに劣らず多くの情報を外部から取り入れ、それに適応することで生命活動を行っている。このような働きをする器官を感覚器という。まさに、感覚器は自然に備わった人体のレーダーのようなものといえる。私たちの体には光、音、匂い、味、痛みなどそれぞれ目的に合ったレーダーが備わっていて絶え間なく指令部である中枢に情報を送り続けている。これら感覚の中で視覚、聴覚、平衡感覚、嗅覚、味覚はそれぞれ眼、耳、鼻、舌の味蕾という特別に作られた精巧なセンサーで感知されることから特殊感覚系といわれる。かつて脊椎動物が海で生活しており、海中を泳ぎ回り獲物を探したり危険を逸早く察知するには、感覚器が前方についている方が便利であったと思うが、その痕跡を残しているのかヒトでも特殊感覚に関わる感覚器は頭部に集中している。一方、体のいたるところに分布する痛覚、触覚や温覚などは体性感覚系という。いわば、私たちの体はすべての部分にセンサーを持って情報収集にたけた仕組みになっている。

1　ビデオカメラのような眼

　眼光がするどい、優しい瞳など眼の様子で人の気持ちを表す言葉がいくつもある。このような眼の持つ表情を「眼は口ほどにものを言う」という言葉

で表されている様に私たちの眼は多くのことを語ってくれる。しかし、本来の眼の働きは外の様子を画像スキャナのように読み込んで中枢に送る働きをすることにある。眼球は直径約 22 mm の球形になっている。このことから英語でも eye ball と呼ばれる。頭蓋骨を連想できる読者は多いと思うが、頭蓋骨の前面に大きく窪んだ2つの孔があり、ここは眼窩(がんか)と呼ばれ、この中に眼球が収まっている。眼球は一部体表に出ているのでボールなどがぶつかるような事故に出会いやすい。したがって、眼窩の底には眼窩脂肪体というクッションがあり眼球を衝撃から守っている。

　これがないと眼に物が当たったりしたとき、眼球は骨と物の間でサンドイッチ状になり圧迫障害を受けやすくなる。

　ところで、人生には笑っても泣いても涙がつきものだが、涙は涙腺から絶えず流れ出て角膜に栄養を与えたり侵入してきた細菌を洗いながす働きがある。その廃液は鼻涙管(びるい)をとおり鼻腔にぬけるようになっている（図12-1）。卒業式などで感極まり涙がうるむまではよいが、そのうちにいたるところから鼻をすすりあげる音がするのはこのためである。

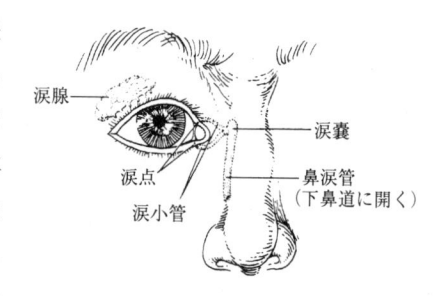

図 12-1　涙と鼻涙管（吉川、1993）

　眼球の中の構造は外側から角膜、水晶体（レンズ）、硝子体、網膜の順に光学的な装置が整っている。また、角膜と水晶体の間には虹彩がある（図12-2）。虹彩は瞳孔の部分が孔になり、空気抜けのついた落下傘のような形をしている。その周囲には傘の骨のように放射状に配列された瞳孔括約筋と瞳孔散大筋があり虹彩の開閉を調節している。眼球はよくカメラの構造に例えられるが、外界の動きを絶えず写しているのだからコマのプリントが可能なビデオカメラのようなものともいえる。いずれにしろ水晶体はカメラのレンズに、虹彩は絞りに、そして網膜はフィルムに相当する（図12-2）。

　瞳孔は虹彩が作る光のとおる孔だが、相手の瞳を見るとそこには小さな自

分が写っており、この様子はあたかも目の孔に小さな人（童）がいるかのように見えることから「目」と「童」を合せてこのような名前がついている。この孔をとおって光が眼球に入るのだが、レンズの屈折で外部の広い世界が網膜に像を結ぶ。この時、あまり明るかったり、その反対に光が不足したりすると虹彩が開いたり、閉じたりして光の量を調節する。これを瞳孔反射というが、この反応は自律神経という中脳にある神経により調節されているので、死や脳死に陥いると反応がなくなる。したがって、死や脳死の判定に使われる（13章 13-6参照）。レンズをとおった光は網膜に達し、画像がフィルムに焼き付けられるように約2億個ある視細胞に各点の像が結ばれる。視細胞には光のみを感じる桿状体や色を感じる錐状体があるが、これらがフィルムの銀粒子の働きをする。ただ、フイルムと違って、ここで像をプリントしないでそのポイント、ポイントの情報をつぶさに視覚の中枢に送る。これをする神経を視神経という。あたかも最近流行のデジタルカメラのようである。ところで視覚は約半分の情報が反対の中枢に、残り半分は同じ側の

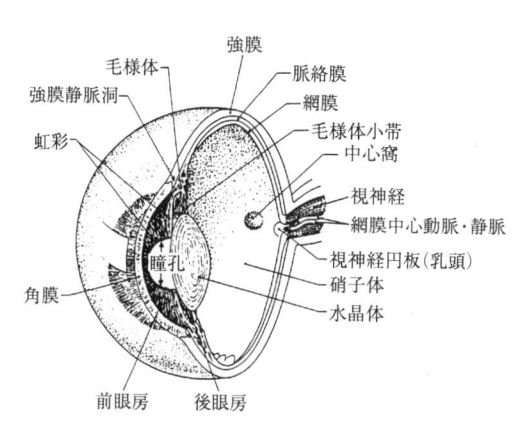

図12-2 眼球の構造（半切、河野ら、1993）

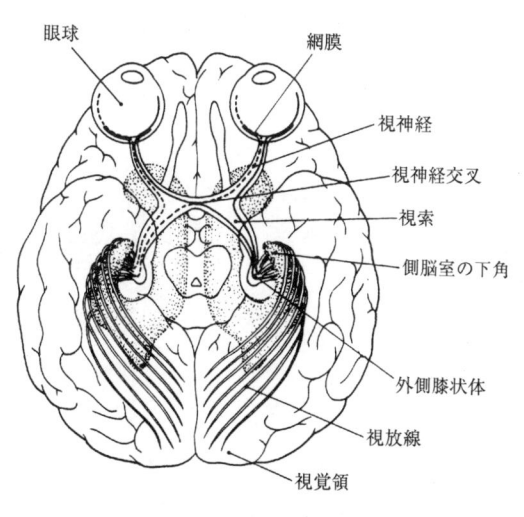

図12-3 眼にみる視覚系（河野ら、1993）

中枢に送られ、脳の中で左右の眼からの情報を組み立て、普段見ている画像として認識する。最終的には脳の中の外側膝状体を経由して大脳の後部にある視覚領というところで画像として認識される（図12-3）。

2　空気の振動を感じる聴覚

　美しいメロディー、小鳥のさえずりを聞きなんとも言われぬ平和な気持ちになることもあれば、耳に蛸ができるくらい小言をいわれ閉口することもある。あるいは、小さな囁きも聞き漏らさない地獄耳の持ち主もいる。このように私たちは耳をとおして多くの情報を取り入れている。耳から入る情報は全て空気の振動として外耳孔の奥にある鼓膜に伝わり、それを振動させることから始まる。したがって鼓膜は空気のバチでたたかれる太鼓のようなものである。鼓膜は、ほんの小さな空気の振動でもそれに対応して振動することができる。この振動は鼓膜のすぐ裏についていて中耳という小さな部屋に収まっている。人の体では一番小さな3つの骨（ツチ骨、キヌタ骨、アブミ骨）に伝わり次々と伝搬しながら振動を増幅させていく。この振動は内耳にある蝸牛のリンパ液にさざ波を起こさせる（図12-4）。

　すると、蝸牛のリンパ液の中に海草のように出ている有毛細胞の毛の部分

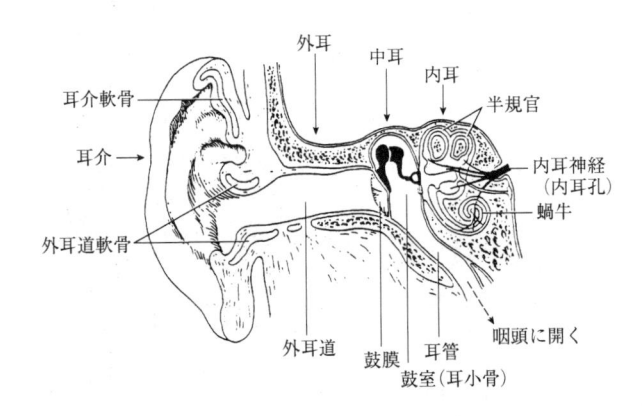

図12-4　外耳・中耳・内耳の様子（吉川ら、1998）

をそよがすことになる。音色は振動の大きさによって、そのそよぎの大きさが異なることから区別される。このそよぎの違いごとに別の電気信号となり、中枢に送られる。また、蝸牛は名前のようにカタツムリに似ていて中心になるにしたがって細くなり、リンパの振動もさらに細胞の毛のそよぎも違っておりあたかも管楽器のように、そこから出す信号も違ってくる。これが音の性質を聞き分ける仕組みになっている。ちなみに、蝸牛の渦巻きの始まり（基部）は 20,000 Hz くらいの振動に、渦巻きの中心（終わり）の方は 20 Hz くらいの振動に反応する（図 12-5）。ここで、感じとられた音は信号として延髄に入り左右の耳からの音の情報を交換したり、組み立てたりしながら間脳の内側膝状体、さらに大脳の側頭葉にある聴覚領に送られる。この部位で初めて音色として認識される。

ところで新幹線に乗ってトンネルに列車が入った時や、車で山越えをするような時耳の奥でツーンと鼓膜が張られるような違和感を感じる。これはトンネル内で急に気圧が上がったときに鼓膜が内部に押しやられる、一方、高所では気圧が低くなり鼓膜が外側に押しやられるために起る現象である。このときアクビをしたり、唾液を飲み込むと治るがこれは耳管という咽頭と内耳をつなぐ管がありアクビや唾液の飲み込みで耳管内の圧力を外圧と同じにして鼓膜の偏りをなおすためである（図12-4）。このように喉と耳（中耳）は管でつながっているため風邪を引いたりすると咽頭のウイルスが耳管をとおり中耳に侵入するので中耳炎を併発しやすくなる。

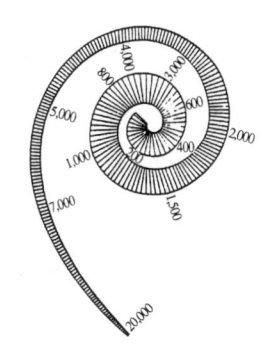

蝸牛管の幅は基部0.04mm, 第 1 回転部約0.21mm, 第 2 回転部約0.34mm, 第 3 回転部約0.36mm, 先端は0.50mmである。

図 12-5　蝸牛の音感（真島、1973）

3 天変地異があっても我を忘れない平衡感覚

　ネコは高いところから放り投げても自然に体の位置を変えて上手に着地することができる（立ち直り反射という）。これは空中にありながらも体がどの向きで落下しているのか逸早く察知して体勢を整えるからである。人も棒高跳びや体操の選手を見ていると体がどんな姿勢で宙に浮いていても、上手に体勢を整えて着地をしている。これは私たちの内耳に半規管という、三次元測定の水準器のようなものが聴覚の蝸牛と接して備わっているからである。これはちょうど飛行機の尾翼の縁が全て管でできているような形をして、その管中にリンパ液が詰まっており、体の傾きに応じてその中のリンパ液が移動する仕組みになっている（図12-6）。この液の移動がその壁にある有毛細胞をなでて、どちらに傾いたのかを三次元的に受容するようになっている。

　まるで飛行機の傾きを計る計器のようでもある。この感覚の中枢は前庭神経核と呼ばれ延髄にあり、ここから小脳に信号が送られる。体の傾きを感じた中枢はすぐさま首の筋や体の筋に指令を出して、傾いた姿勢を正常な位置

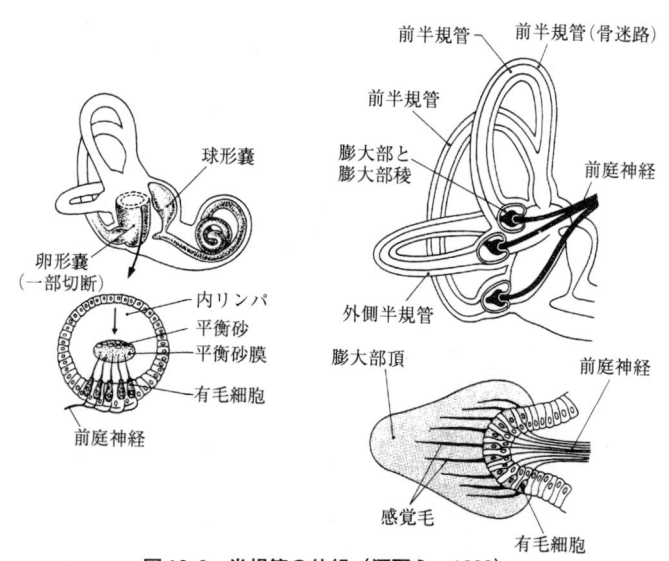

図12-6　半規管の仕組（河野ら、1993）

に整えるように指令をする。この時、小脳が各筋や腱の緊張の度合を調節する重要な働きをすることから、小脳は運動の中枢と言われる。

4 化学感知器のような鼻粘膜

空気に含まれる匂い物質は物理的に振動したりして感覚器を呼び起こす作用はない。もし、そんなことがあったら、焼き鳥屋の前をとおって鼻が振動を開始し、となりのラーメン屋の前をとおってまた鼻が震え出したりしたらせっかくの美形の鼻も形を整えている暇がない。匂いは呼吸の時に吸い込まれる空気中に化学物質の分子として混じり鼻腔に入る。鼻腔の天井には嗅粘膜といい匂いを受容する嗅細胞を含んだ部分がある（図12-7）。ここは普段は粘液によって湿っており、取り込まれた匂い分子は、その粘液に溶けて嗅細胞から飛び出ている線毛に着く。この線毛が匂いの化学物質に反応して電気的な信号を作りだし、中枢に送る。嗅覚からの神経は篩骨という骨をとおり匂いの一次中枢と言われる嗅球に入る。

そもそも、人は匂いと言うと美味しいものや、なにやらこころをくすぐる怪しげな匂いを連想しがちだが、本来動物においては異性からのフェロモンや敵の匂い、遠くにある食べ物の匂いなど生きていくうえで、かなり重要な情報になる。そこで、これら匂いの情報は脳の中でも本能活動に大切な大脳の扁桃核や前梨状皮質に入る。さらに視床下部と視床を経て眼窩前頭皮質という嗅覚領に終わる。ヒトは個人差はあるものの2,000～10,000種類の匂いを識別できるといわれているが、それに

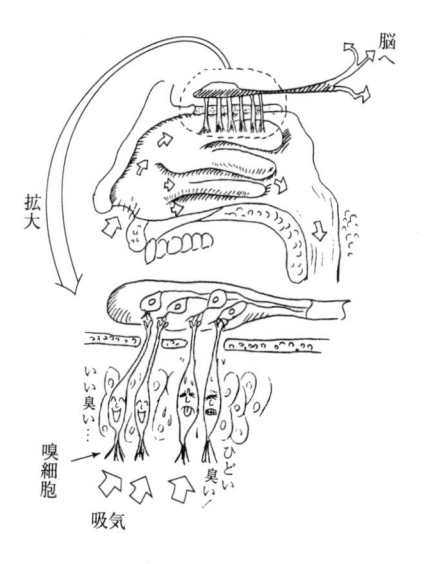

図12-7 嗅粘膜と嗅覚

見合った数の嗅細胞の種類があるのではない。1つの嗅細胞が幾種類かの刺激に反応し、それがいくつか組み合わさり個々の匂いを識別しているようである。その極致の技で遊ぶのが古来から伝わる香道である。静寂の中で様々な香を焚いてその匂いを当てる遊びである。この道の先達は、多くの嗅細胞と匂いの組み合わせの経験が豊富な人だと思う。職業としては香水をブレンドする香料調合師もある。これも嗅覚の達人にしかできない職である。かくして、鼻一筋の人生も極めるには奥の深い鍛練が必要である。

　ただ、風邪をひいたりして鼻粘膜からの分泌液が多くなると、その粘液が嗅細胞の上を覆い匂分子の付着を阻害するから嗅覚が弱まることがある。また、嗅覚系に障害があり匂いを感じることができない病気もあり、それを嗅盲という。

5　酸いも辛いも舌から

　飽くことのない美食への探究心や食欲は世界各地の様々な食文化を作りあげた。動物は本来、食が満たされると不必要な狩猟はおこなわない。百獣の王、ライオンですら満腹の状態では目の前を美味しそうな動物がとおりすぎ

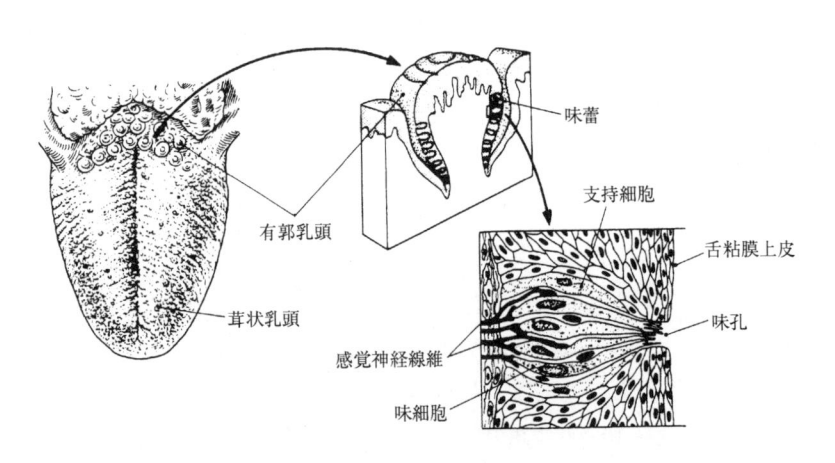

図 12-8　舌と味蕾（河野ら、1993）

ても無視している。しかし、人の食は満腹の時にすら美味しいものを目の前にすると思わず手が出てしまう。このような食への欲望の根源はそもそも味覚にあり、それを誘惑するのは舌にある味蕾にほかならない。味蕾は成人では約9,000個、老人ではほぼ50％が減少して約4,500個あると言われている。さらに、味蕾の寿命はわずか10日ぐらいにすぎないと言われている。実に新陳代謝の速い細胞である。といっても、心配はいらない。老人の味覚は長い経験と学習によって若い人に優るとも劣らない。味蕾の中には味細胞があり嗅細胞と同じように線毛を有する細胞で（図12-8）、その線毛に味の分子が付着し、そこから細胞の電気信号となり中枢に向かう（図1-11参照）。この信号を受け取るのは延髄の弧束核であり、そこから視床を介して大脳の味覚野に終わる。この場所で、昔なつかしいおふくろの味とか、美味しくない味とかの判断が行われる。このような味の基本になるのは甘味、苦味、塩味、酸味であるが、舌の味細胞はそれぞれ、それらを受容するのに得意な細胞が集まって分布している。例えば、甘味は舌の先端でよく感じられるし、苦味を受容する細胞は舌の奥にある。だから、苦い薬など飲む時には苦みを感じる場所を過ぎた喉の奥のところにほおり込むと飲みやすいことになる（図12-9）。ところで、唐辛子などの辛さは味としてではなく痛みの一種として、一般の体性感覚系と同じような方法で感受される。

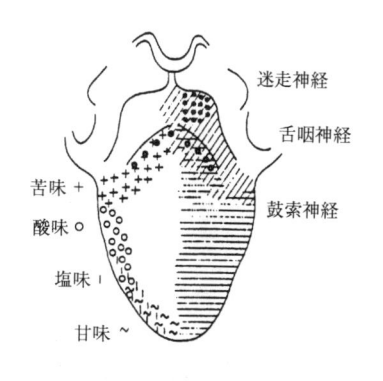

図12-9　舌の各種味覚を感じる部位

6　体一面に張られた感覚ネット

これまでの感覚は感覚の種類によって分化した特別の感覚器について述べてきたが、これから述べる感覚は体の表面、いわば皮膚の全体に張り巡らされた感覚になる。これに含まれる感覚は温覚、冷覚、痛覚、触覚である。こ

表12-1 感覚点の分布密度（1 cm² 当たり）

	痛 点	冷 点	温 点	圧 点
前額部	184	5.5〜8	0.6	50
鼻	50〜100	8〜13	1	100
口腔	27〜350	<4.6	<3.6	7〜35
その他の顔面	180	8〜9	1.7	約50
胸部	196	9〜10	0.3	29
前腕	200	6〜7.5	0.3〜0.4	23〜27
手背	188	7.5	0.5	14
手掌	—	1〜5	0.4	—
指背	60〜100	7〜9	1.7	9〜30
指掌	60〜95	2〜4	1.6	>100
大腿	175〜190	4〜5	0.4	11〜13
全身平均	100〜200	6〜23	0〜3	25 手掌面では 100〜200
全身総数	約200万	約25万	約3万	約50万

れらの感覚は体の場所により、その数は異なるものの、全身にくまなく分布している（表12-1）。最も触覚が鋭いのは指の先や唇、舌の先などである。目の不自由な人の指先は特に感覚が鋭敏で目に代わって指先で多くの情報を取り入れている。この行為は一般的に点字を読むことで知られている。指先の触覚は1〜2 mm の距離さえあれば小さな突出でも2点として容易に識別でき

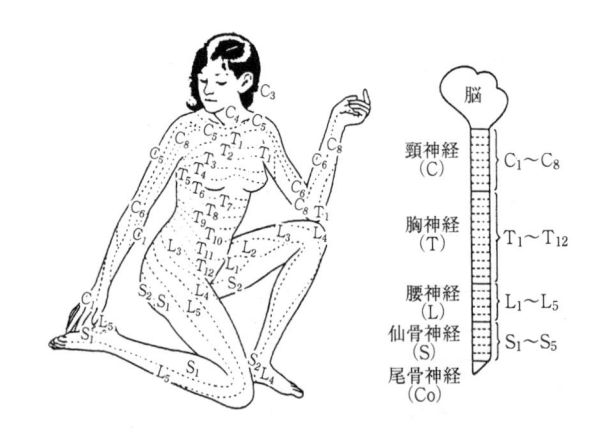

図12-10 体表の感覚とそれを受ける脊髄の部位（伊藤、1975）

る。一方、お尻の皮膚などは点と点が60 mmも離れていないと2点として識別できない。冷たさを感じる冷点は皮膚1 cm^{2}当たり15～30個、温度を感じる温点は2～5個しかない。痛みを感じる痛点はもっと多く分布している。体にとって痛みとは警戒信号として極めて重要であり、この信号により、多くの事故や怪我を回避することができる。

　これら皮膚の感覚は31対の脊髄神経（付録図7参照）によって脊髄に入るが、体の場所によって何番目の脊髄神経に入るか整然と配列されている。このような体の区分を体節という（図12-10）。さらに、脊髄から大脳などの高次中枢まで、どこから入った神経はどこに終わるかがある程度決まっている。部分的に感覚などの神経障害を持つとき、この仕組みを利用し、感覚の障害がある場所を突き止めることができる。

13 宇宙（体）の終焉（脳死、心臓死）

　死とはなんだろうか？　生命のあるものにはいずれ死がやってくるのは事実である。人類は、古い昔から永遠の生命を求めたり、病から逃れたいという願望があり不老長寿の薬を求めてやまなかった。一方では死の訪れがなくなった人間が苦しみのあまり自ら生命を絶ったという物語もある。例えば、北陸のある地方に若いころ美人として噂の高かった女性が永遠の生を授かったが、やがて老婆になり、わが身のその醜さを悲観して入水自殺をしたという話が言い伝えに残っている。死も恐怖だが永遠の生もまた人生の苦難を多く経験することにより苦痛になるのかもしれない（図13-1）。そうしてみると、人間は生まれて死んでいくのが自然のことのようである。まさに、生死一如とはこのことをいう。

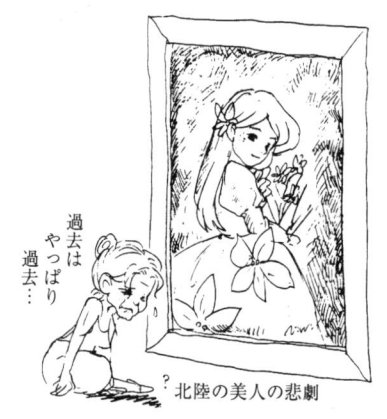

図 13-1　美人の過去と今

　しかし、死は生物学的な考えばかりでは整理することができないのが現実といえる。特に、人においては来世を信じる宗教観や屈辱を受け入れず死を選ぶ死生観など様々な考え形があることがわかる。場合によっては死を認めたくないあるいは認められないこともある。戦国の武将、武田信玄が遠征の帰路道中の信州伊那郡駒場で病死した際、その死は信玄の遺言により3年ほど隠され、後に諸国に知られた。一国の大将の死は敵国にとっては絶好の攻撃のチャンスとなったのである。信玄はそれを恐れたと考えられる。このように当時は死が戦略にも重要に関係してた。しかし、現実的には生命ある個体はいつかその生命活動を止め個体の形は崩

れて消えていく。このような状態において初めて死を受け入れざる得ないことが多いように思う。ところで、現在この死をもっと早くに認めようとする状況が医療技術の進歩とともにやってきている。みなさんの中には新聞やテレビで何度も心臓死と脳死（図13-2）という言葉が臓器移植の問題と一緒に出てくるのを見たり聞いたりしていることと思う。

移植臓器は新鮮でかつ細胞レベルでの生命活動が残っている臓器でなければならない。したがって脳の活動が停止しても心臓を含め、生きた臓器の提供が移植される側としては必要になる。このような医学的判断から心臓が動いていて体がまだ温かいにもかかわらず個体としては死んでいると判定される状況が出てきたのである。一方、脳死については臓器移植とは別の生命観からも議論されている。つまり、意識もなく蘇生装置につながれたまま生きていることが人間の尊厳としていかなるものかという疑問が投げかけられている。さらに、このような状態の中にいる患者の家族の心的、経済的負担も大きな問題となっている。東京に「ポックリ寺」という寺がある。そこには病床で長く患ったり、意識のないまま生きているようなことがなくポックリ死んでいくように望む人々がそれを祈願する

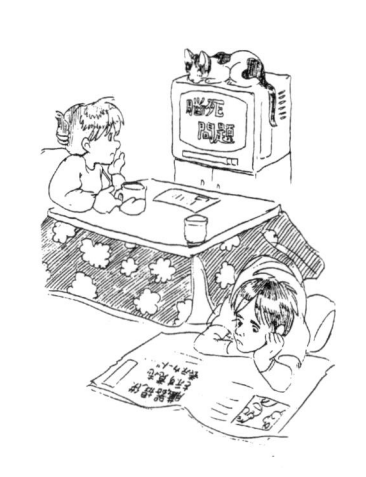

図 13-2　脳死とマスコミ

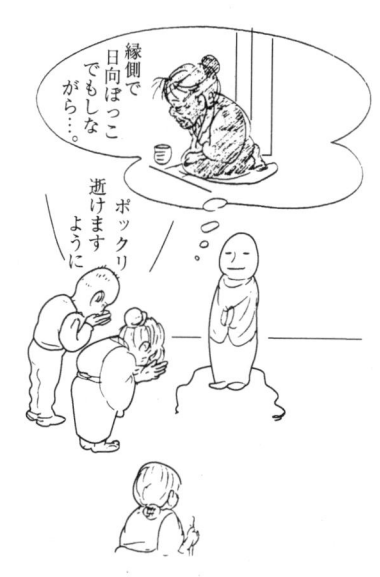

図 13-3　ポックリ寺への願い

ためにお参りをしている。その行為は、言葉にこそ表さないものの、脳死状態に陥り多くの問題を抱えることの不安から心臓死の状態で一生の幕を閉じることを望んでいるからといえる（図 13-3）。いずれにしろ、この問題の最終的判断は当事者とそれを取り巻く極めて近い人にゆだねられるべき問題である。したがってこの章では脳死の是非を論じるすべはなく、単に脳死と心臓死の生理的現象を簡単に解説する。

1　死の三兆候

　古来から人類は死の判定として、「脈が触れない、息をひきとる、体が冷たくなること」で死というものを認識してきた。これらの経験的な判定をもう少し厳密にすると、これまで医師や一般の人にも広く受け入れられている三点法、つまり ①心臓の拍動が停止すること、②呼吸が停止すること、③散瞳することにより死とするという判定方法である。この方法は今日も一般的に使われているし誰でも受け入れやすい。病院で死を迎えるときなら医師が臨終に立ち合い、いわば専門家により死を判定してもらえるが自宅で息を引き取る場合などは、身内が判断する場合もある。その時はもう呼吸がないから、瞳孔も開いたから、脈も打ってないから死んだんだと判断することになる。散瞳は脳幹の活動停止の目安になる。このように、古来から行ってきた死の判断基準は現代医療において十分に科学的な裏付けができるものである。しかし、時には死の判定には間違いがあった。死と判断されながらも、いわゆる生き返ったという話が各地に残っている場合があり、よく夏の夜の語り話になっている。このようなことは医療技術が発達した現在はまずないが、昔の田舎あたりにはたまにこんな話があった。あきらかに死んだものと考えられ、祭壇に棺を安置し葬儀の準備をしているうちに、死に装束の死者が棺の蓋を持ち上げでてきたとか、墓地から赤子の泣き声がするので堀返してみたら棺の中で出産していという話もある（図 13-4）。

　医師のいない時代、死はだれにでも理解できる現象でなくてはいけなかっ

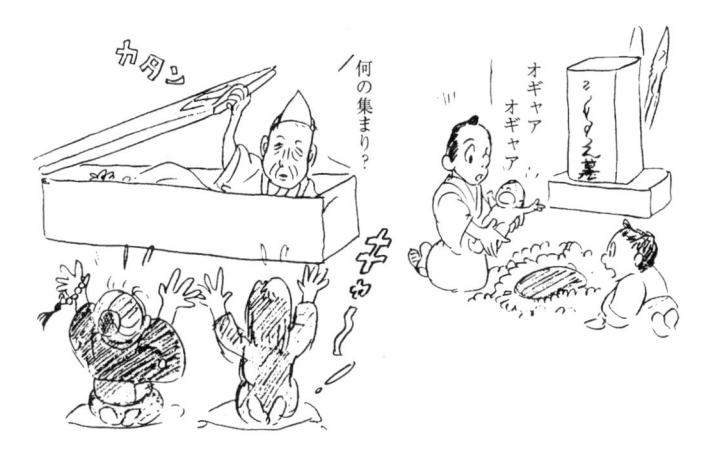

図 13-4　生者埋葬の例

たわけだが、ときにはその判断を誤って生きた者を埋葬すること（生者埋葬）もあったのである。これを防ぐために、死後 24 時間以内の埋葬や火葬は法律で禁じられているし、昔は埋葬まで何日も死者を祭壇に祭って別れを惜しんでいたのも古人が持っていた自然の知恵なのかもしれない。このようなことは日本に限らずあったとみえ、ドイツでは 19 世紀の末期にベルリンのカルニス－ケルニッキ伯爵は棺に生き返ったことを知らせる装置を作り、生者埋葬の対策に備えた（図 13-5）。まさに、死の判定が昔から難しかったという事実だろうといえる。

ところで瞳孔が開いた状態を散瞳というが、この状態は眼の瞳孔が光に反応しなくなることを意味している。瞳孔の働きは眼から入る光の量を自動的に調節し、まぶしさを防いだり暗闇では大きく開いてできるだけ光を取り入れて回りを見ようとする自動的な生体反応である。いわばカメラの絞りの働きをしている。この中枢は中脳と呼ばれる場所に位置し、瞳

図 13-5　カルニス・ケルニッキ考案の棺

孔反射がなくなるということはこの場所が機能しなくなったことを意味する。完全ではないが脳幹死の部分的な目安になり、古来より理屈はともかく経験的に脳の死を悟っていたと考えられる。そこで、散瞳は昔から死の三兆候の1つとなっている。

2 脳死とは

脳死を現実的にうまく表現する言葉がいくつかある。例えば「生きた身体に死んだ脳（a dead brain in a living body）」、「脈を触れる死体（corpses with a good volume pulse）」などがあげられる。心臓が動いていて、体は温かく、人工呼吸器の力を借りているにせよ呼吸もしているのだから、これまでの述べた死の三兆候に当てはまらない部分がある。このことをよく考えると脳死は脳という一臓器の機能停止にすぎないともいえる。他の臓器は細胞活動のレベルでしっかり生きているのである。もし、心臓停止の死であれば血流が止まり体の全細胞・組織が死滅するわけだから個体の死ということになるが脳死はそうはならない。それだけに脳死は心臓の死（心停止）とは違う次元に設けられており、その解釈は未だ多くの議論を残している。

脳死・心臓死の問題は延命装置（人工呼吸器）の発達と臓器移植により大きな関心事となってきた。日本で脳死が「死の定義」と考える大きな社会問題になったのは1968（昭和43）年に札幌医大の和田寿郎教授が水難事故で脳死とされた青年から心臓を摘出し、心疾患の患者に移植を行ったことが始まりである（移植を受けた患者は83日間の生存記録を残している）。世界では1967年南アフリカのバーナード博士が初めて心臓移植を行い、大きな衝撃を与えた。それから約30年、1997（平成9）年4月に日本でも臓器移植法が成立し、いよいよ私たちは脳死と立ち向かわなければならない時代を迎えたのである。しかし、2001年の8月時点でわが国では脳死判定による臓器移植は17例である（今後、少しづつ増えると考えられる）。現在、脳の死を人の死として認めている国は世界で46か国である（表13-1）。

表13-1 脳死に関する各国の立場

	ヨーロッパ	アジア・オセアニア・アフリカ	南北アメリカ
脳死を人の死とする	スウェーデン、デンマーク、イタリア、ギリシア、スペイン、ポルトガル、ロシア、ブルガリア、ノルウェー、フィンランド、フランス、ハンガリー、イギリス、ベルギー、アイルランド、ドイツ、スイス、オーストラリア、オランダ、ポーランド	台湾、フィリピン、シンガポール、イスラエル、スリランカ、イラク、キプロス、オーストラリア、チュニジア、サウジアラビア、大韓民国、タイ、インド、ニュージーランド、南アフリカ共和国、日本	カナダ、米国、メキシコ、プエルトリコ、パナマ、エクアドル、ペルー、アルゼンチン、ブラジル
脳死を人の死としていない	ルーマニア	パキスタン	

平成9年度厚生白書を参考

　それでは脳死とはいったい脳がどのような状態になることを言うのだろうか。脳死の原因の90％が事故による脳挫傷や病気による脳腫瘍や脳血管障害で直接脳組織が壊れてしまうものである。また、脳を作っている神経細胞は体の中で酸素の要求量が最も高いので、心臓病で血流が停止したり水難事故や土砂くずれで窒息しても脳細胞が死んで脳死にいたる場合が多い。いったん、障害にしろ酸素不足にしろ死んでしまった神経細胞は再生することができない。皮膚や筋肉とちがい脳は一度壊れると元に戻れないのである。このように大脳ばかりでなく、中脳や延髄など脳幹においても脳細胞が活動を停止（細胞死）した状態になることを脳死という。

3　脳死の判定

　1974（昭和49）年日本脳波学会が決めた脳死判定の基準は以下のとおりである。①深昏睡、②両側瞳孔散大、瞳孔反射および角膜反射の消失、③自発呼吸停止、④急速な血圧降下とそれにひき続く低血圧、⑤平坦脳波、⑥①～⑤までの条件が満たされさらに6時間その状態が続くこと。これらの6項目

が完全にみたされていなければ脳死とはいえない。一方、厚生省研究班が作成した脳死判定基準は以下のようである。おおむね日本脳波学会が作成したものと変わらなく、現在はこれを基にして脳死判定が行われている（？）。①呼びかけや顔をピンなどで刺激しても反応がない（深昏睡）、②瞳孔が開いている、③脳幹の機能を反映する神経学的検査で反応が全て消失している（脳幹反射の消失）、④脳波活動が消失（平坦脳波）、⑤人工呼吸器からはずしても自発呼吸がない、⑥①〜⑥までの検査を6時間またはそれ以上経過して再度行い、変化がないことを確認する。このような項目のチェックは、認定された医師（判定者）で移植に無関係で脳死の判定に十分な経験をもつ、少なくとも2名以上の者が行うこととなっている。しかし、子供や幼児についてはこの基準では判断できないことになっている。

また、これらの反応はさらにグラスゴー・コーマ・スケール（表13-2）というチェックリストで点数化され、総合点が3点以下になると脳死という判定になる。

それでは実際は先にあげた項目をどのような検査でおこなうのだろうか。脳死を調べるには以下のような神経反射の検査を行う（図13-6）。その多くは脳幹の神経活動について調べるものである。「眼は口ほどに」という言葉があるが生命のおかれている状況も眼から察知できることが多く、脳死の判定に使われる検査も眼をとおして調べる項目が多い。理由は眼には脳幹から多くの神経が来ているためである。瞳孔の収縮を調整する

表13-2　グラスゴー・コーマ・スケール

E.	開眼（eye-opening）
	4. 自発的（spontaneous）
	3. 言葉により（to speech）
	2. 痛み刺激により（to pain）
	1. なし（none）
M.	運動反応（best motor response）
	6. 命令に従う（obeying）
	5. はらいのける（localizing）
	4. 逃避的屈曲（withdrawal flexing）
	3. 異常な屈曲（abnormal flexing）
	2. 伸展する（extending）
	1. なし（none）
V.	言語性反応（best verbal response）
	5. 見当識あり（orientated）
	4. 錯乱状態（confused）
	3. 不適当（inappropriate）
	2. 理解できない（incomprehensible）
	1. なし（none）

注）EMVスコア（反応の合計点）は3〜15に分かれる。
合計点が3ないし4は昏睡を示す。

13 宇宙（体）の終焉（脳死、心臓死）　163

副動眼神経、眼球を動かす動眼神経、眼にものが触れたり近づいたりすると瞬時にまぶたを閉じるための三叉神経と顔面神経、平衡感覚を感知する前庭神経の働きも眼球の動きから判断できる。これらは、全て脳幹から出ている神経であるため脳幹の活動を知るには眼をとおして調べればよいのであり、これらを調べる検査の多くに反応が見られないということは脳幹の活動が停止していることを意味する。それでは、なぜ脳幹が脳の死を判定するのに重要なのだろうか。脳幹は 11 章　図 11-2 のように、脳の芯のようなものである。大脳から脊髄に連絡する経路やその逆の神経経路、呼吸や心臓の動きを調整する部位もこの場所にある。つまり脳幹は命の中枢といってもよい。したがって、脳幹が働かなくなり人工呼吸器で肺を一時動かし続けてもいづれ個体の死がやってくることになる。

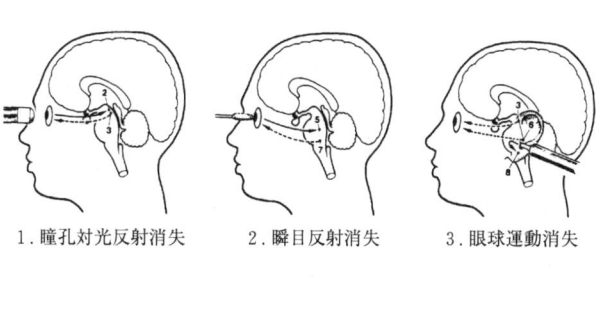

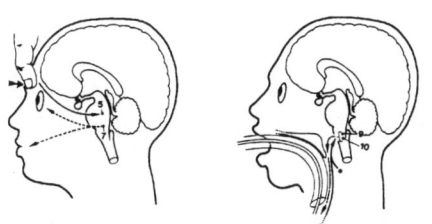

1. 瞳孔対光反射消失　2. 瞬目反射消失　3. 眼球運動消失

4. 痛覚刺激にも顔をしかめない　5. 催吐反射・咳嗽反射消失

図 13-6　脳幹反射の検査（パリス、1984）

4　脳死と法律

　人が死をむかえるとその家族には様々な問題が生じてくる。もちろん、告別のための儀式は遺族にとっては一時大変な問題になるが、それよりも大変なのは死者が生前に残した人間関係が大きく浮かびあがってくることである。例えば、親族が抱えている相続などは人の死が到来した時点で一気に問題が露呈してくる。脳死、心臓死はそのような問題に微妙に関わらざるを得ないのである。心臓死はだれでもわかる、そして自然現象としても納得いく死だから脳死に比べたら死亡時間を問題にならないくらい簡単に決められる。なぜなら死にいく人がその個人の生命力で決めることだから。一方、脳死は医者が「死」を設定できる余地が十分にある。人工呼吸器をはずす時間を自由に変え死亡時刻をどのようにでも決められるのである。もし、その間に家族の間に婚姻、出生や死亡（伴侶が絶望的状態だったら自分の先々を悲観して自殺を決意する人が出てこないとも限らない）が生じたら民法上では相続権を持つ人が大きく変わることになる。

　刑法上でも臓器移植を行った医師が判断のミスで殺人罪に問われる可能性もある。実際、日本の心臓移植の草分けである和田教授も不起訴にはなったが、殺人罪で告訴された経緯もある。また、脳死は医師の判断でできる死のため、それを死亡時刻などの操作に悪用される危険もないともいえなし、臓器の売買に悪用されないとも言えない。また、脳死者の体を使って血液や抗体をつくるといったショッキングな考え方が生じても合法的な考えと受け取られる可能性もある。

　したがって脳死については医療の面のみならず生活の面からも見つめていく必要がある。脳死の問題が入ってくると死の判定は医師だけの問題ではなくなってきたのである。

13 宇宙（体）の終焉（脳死、心臓死） 165

5 脳死と植物人間の違い

　植物状態というのはどんな状態をいうのだろうか？　また、脳死とはどのように違うのだろうか？　多くの人はこの両者の違いをよく理解していない面がある。これからは、脳死に直面していかなければならない時代だからその点は一般の人もある程度の知識を持っておく必要がある。
　植物状態は次のような様子をいう（図13-7）。①寝たきりで自分で体の姿

①　体の姿勢を変えたり移動したりできない
②　うめき声は出せるが意味のある言葉を発することができない
③　簡単な指示や命令に反応意味のある言葉は話せない
④　ものを追う眼の動きをするが認識不可
⑤　生命維持に人工的栄養補給が必要
⑥　尿、糞の失禁
⑦　脳波活動がみられる

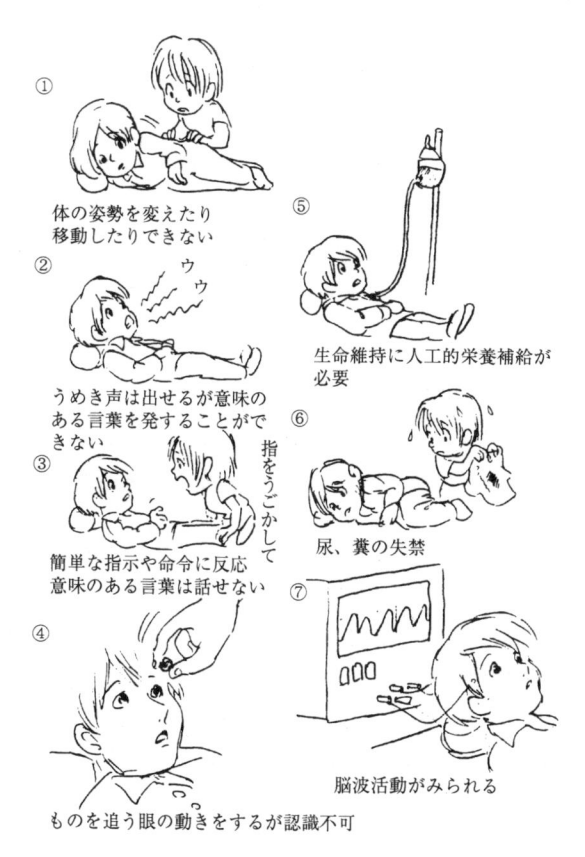

図13-7　植物人間の様子

勢を変えたり移動したりできない、②うめき声は出せるが意味のある言葉を発することができない、③簡単な指示や命令に反応することはあるが、意味のある言葉は話せない。注射など刺激に対して反応することがある、④ものを追う眼の動きをすることがあるが、それが何であるか認識できない、⑤自分の力だけで食物を摂取できないし、空腹や満腹感を訴えることもできない。生命維持には人工的な栄養補給が必要となる、⑥尿・糞の失禁がある、⑦脳波活動がみられる（図13-8）。もっともこれは一般的な定義で脳死のように法制化されているわけではない。なかには、呼びかけに涙を流し反応したりすることもあり、患者の状態でその様子にはある程度の幅がある。医学的にいうと大脳の機能が消失するか、大脳と脳幹の間を連絡する機能が停止状態にあることをいう。脳死と絶対的に異なるのは脳幹反射が備わっていることである。もちろん自発呼吸も備わっていることになる。つまり、植物状態の患者は脳幹は機能しており脳死状態とはいえず、明らかに生者なのである。これで有名な話がアメリカのカレン事件（1975年）である。薬物中毒になり何の反応もなくなって、延命装置（人工呼吸器）を装着されている娘を不憫に思った両親は延命装置をはずして娘を楽にしてやりたいと裁判に訴え死ぬ権利をとなえ、裁判所は審議の末カレンさんの延命装置をはずすことを認めたのである。ところが、延命装置をはずしてみたら意識はないものの自発呼

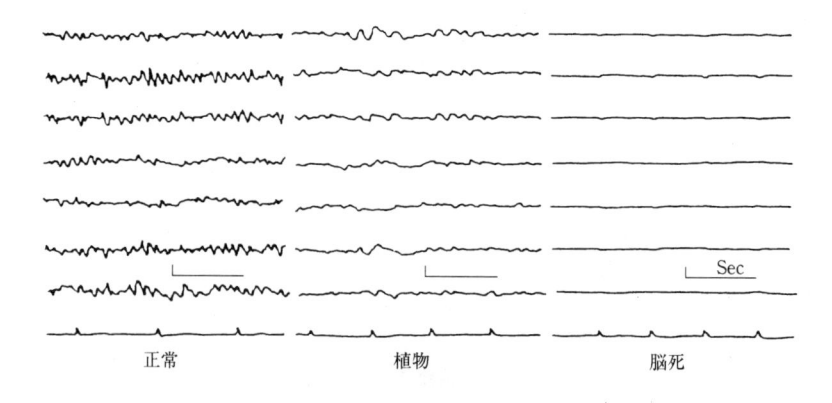

図13-8　植物状態、脳死状態の脳波の違い

吸を行い、その後9年間にわたり彼女は生き続けたのである。アメリカは脳死が広く認められているため、自発呼吸ができなけば脳死ということで死者となり、延命装置をはずしても殺人にはならない。しかし、カレンさんは自発呼吸をし意識がないながらも生者として9年間生命を燃やしつづけたのである。ただ、状況は植物人間としての9年間であった。ちなみに現在植物状態におかれている患者は日本には約7,000人もいると推定されているが、年々増える傾向にある。これを看病する家族の精神的・経済的負担もおおきな社会問題になっている。植物人間の1か月の医療費は60万円以上もかかる。このような状況に、回復を願いながらも一向に劇的な喜ばしい兆しもないまま何か月も介護する家族の心的疲労は測る余地もない。

6 もう1つの死・尊厳死

　末期の癌や植物状態が長く続いた場合、それを看病する身内も疲労するが闘病生活を続けている患者本人の肉体も疲労してくる。かつて健康な時には、まさに世間は我のためにあると思えるような立場にあった人ですら、不治の長い闘病生活では昔の姿が嘘の様に見えるくらい尊厳がなくなる。ましてや、意識もなく肉体ばかりが消耗していったら人によってはそんな生を否定したくなるのも無理がないようにも思う。したがって、人によっては意識の明朗なうちに、自分がそんな状況になったら無理な延命処置をして、肉体を苦しませないでそのまま自然に任せて息を引き取るようにして欲しいと宣言し、また周囲の家族や医師もそうすることを尊厳死という。しかし、事は人の死に関わることなのでそう簡単には制度化されない。未だ議論を残している。しかし、1992（平成4）年日本医師会の生命倫理委員会が延命治療の中止を容認する報告書を作成しているし、1994（平成6）年には日本学術会議も尊厳死を容認する姿勢を表明している。ただ、これも一歩間違えば殺人にもなりかねず慎重な議論が必要となる。また、尊厳死はあくまでも延命治療を中止するということで、苦しみを見かねて積極的に致死薬を患者に適応する安

楽死とは大きく異なる。安楽死については日本では容認されていない。しかし、このような死ですらオランダやスイス、アメリカの一部の州では容認されており人間の死は創造主である神の手から離れつつある。いずれにしろ、今ある生はいずれか消えていくことは事実であり、その日に向けて私たちは今の生を充実させるとともにやがてやって来る死の在り方も問われているのである。

参考文献

アルバート B. 他 5 名著（中村佳子、松原謙一監訳）『細胞の分子生物学』（5 刷）、教育社、東京、1990
渥美和彦著『人工臓器』岩波書店、東京、1973
生田哲著『ウイルスと感染のしくみ』、日本実業出版、東京、1998
伊藤　薫著『脳と神経の生物学』、培風館、東京、1975
大田次郎著『細胞はどのように動くか』、東京化学同人、東京、1989
小安重夫著『免疫学はおもしろい』、羊土社、東京、1997
大島清監著『ここまでわかった脳と心』、集英社、東京、1996
小川鼎三著『医学の歴史』（第 45 版）、中央公論社、東京、1999
河野邦雄他 2 名著『解剖学』、医歯薬出版、東京、1993
貝谷久宣著『脳内不安物質』、講談社、東京、1999
加藤征治、三浦真弘著『おもしろ解剖学読本』（第 3 版）、金芳堂、東京、1998
狩野恭一著『免疫学入門』、東京大学出版会、東京、1993
カフレ W. 他 2 名著（越智淳三訳）『解剖学アトラス』、文光堂、東京、1979
吉川文雄他 2 名著『解剖生理学』（第 3 版）、金芳堂、東京、1998
吉川文雄他 2 名著『解剖学』、金原出版、1991
グレイ J.A. 著（八木欽治訳）『ストレスと脳』、朝倉書店、東京、1991
児玉龍彦、浜窪隆雄著『考える血管』、講談社、東京、1997
コーパー E.L. 著（西東利男監訳）『図解免疫学』、西村書房、東京、1990
厚生省編『平成 9 年度厚生白書』、財団法人厚生問題研究会、東京、1997
竹内一夫著『脳死とはなにか』、講談社、東京、1991
高橋長雄著『からだの手帳』、講談社、東京、1975
高木雅行著『感覚の生理学』、裳華房、東京、1994
立花隆著『脳を極める』、朝日新聞社、東京、1996
立花隆著『脳死』（第 11 版）、中公文庫、東京、1998
チュシイド J.G. 著（山根ら他 2 名訳）『神経学―基礎から臨床―』、金芳堂、東京、1976
堤　治著『生殖医療のすべて』、丸善、東京、1999
ディートリクス E. 他 2 名著（養老猛司監訳）『生きている人体』、時空出版、東京、1996
坪田一男著『眼の健康の科学』、講談社、東京、1995
時実利彦編『脳と神経』、岩波書店、東京、1976

中川八郎、永井克也著『脳と生物時計』、共立出版、東京、1993
中村祐輔著『遺伝子で診断する』、PHP研究所、東京、1996
中村希明著『酒飲みの心理学』、講談社、東京、1992
中川八郎著『脳の栄養』(第6版)、共立出版、東京、1992
野田春彦、日高敏隆、丸山工作著『新しい生物学』、講談社、東京、1999
日本移植学会編『脳死と心臓死の間で』、メジカルフレンド社、1985
日本解剖学会編『解剖学者が語る人体の世界』、風人社、1996
日本統計協会編『統計でみる日本2000』、総務庁統計局監修、東京、2000
半田節子著『人体の不思議』、実業の日本社、東京、1999
間田直幹、内薗耕二編『新生理学』(第4版)、医学書院、東京、1975
パリスC.著(植村研一他2名訳)、厚生省医務局監修『人間の死と脳幹死』、医学書院、東京、1984
真島英信著『生理学』、文光堂、東京、1973
宮田洋編『脳と心』、培風館、東京、1996
山科正平著『個性的な細胞たち』、羊土社、東京、1998
山田武、大山ハルミ著『アポトーシスの科学』、講談社、東京、1995
山本啓一、丸山工作著『筋肉』、東京化学同人、東京、1990
永井明著『医療技術の最前線』、講談社、1998
馬場悠男、坂井建雄編『人体の世界』、読売新聞社、東京、1995
本川達雄著『生物のデザイン』(NHK人間大学テキスト)、日本放送協会、東京、1997
森昭胤編『脳　100の新知識』、講談社、東京、1991
モーアK.L.著(星野一正訳)『Moore人体発生学』、医歯薬出版、東京、1977
フロイドE.B.他2名著(久保田競監訳)『脳の探検』、講談社、東京、1989
リグレD.G.著(山口英世、穂垣正暢共訳)『生命の操作』、培風館、東京、1981

おわりに

　これまで、体の各働きについてまとめてきた。この本は著者が宇都宮市市民大学において講義した内容を基に、日常知っておいたらなにかしら、病院のお世話になるとき余計な心配をしないで済むかもしれない話や、体の不思議、面白さを多くの方に知って欲しいと思いまとめた。市民大学での聴講者は老齢の方を始め20代の方まで年齢層は様々であったこと、体への知識も様々であったことからできる限り一般の方々に理解いただけるように平易に解説するように努めた。それを基に出版に向けて推敲する段階では、生物系のバックグランドがあまりない学生にも体のことを知って自己管理はもとより日常耳にしたり新聞等で読んだりする体の話を楽しく理解できるようにまとめるように努力した。

　ところで病気の症状についての判断は医師が行うべきことである。しかし、今日インフォームド・コンセントといわれるように患者も病状について知る権利が広く認められつつあるし、それを望む人も増えている。そうはいっても医学知識を持たない一般の人々にとっては、医師から難しい言葉で病気の様子を説明されても、鵜呑みにせざるを得ない。医師の話を理解するには、やはり体の仕組みや営みの基本的な知識が必要である。そこでみなさんがこの本をとおして体の基本的な知識を理解するばかりではなく、医療問題について考える糸口が得られることを望んで本書をまとめた。ただ、ここで得た知識で医師と真っ向から議論してはいけない。お医者さんといえども経験もない素人に講義されてはたまったものではない。なまじっかな知識で議論を持ちかけたら「生意気な患者」と思われるのがせきのやまである。上手に医師の話を聞き、自分の体を管理できるように本書を役立てていただければ本望である。最後に老婆心ながら、自分の体の異常については自分勝手に判断

せず、その道の医師に相談されることをお勧めする。

　本書はできるだけ体の話を日常の感覚で取り入れられるように心がけたつもりだが、それを強力にサポートしてくれたのが、簡潔明瞭かつユニークな挿絵を提供してくれた本学部学生片野美桜子さんである。著者の文章がもし誰にでも興味を持ってもらえる体の話になるとすれば彼女の挿絵を抜きにしては望めないと考える。また、宇都宮大学農学部の中村和夫教授には長年教養教育に携わってこられた経験をもとに、本書を大学の教養教育向けに構成する上で多大なご助言を頂いた。さらに、大学教育出版の佐藤守氏には出版にむけ多くの労をお取り頂いた。各位に対し、ここに深く謝意を表したい。また、仕事の合間に多くの時間を費やして本書をまとめることを見守ってくれた妻と3人の息子達に感謝したい。最後に、本書を郷里の母と亡き父にささげる。

　2001年1月　　　　　　　　　　　　　　　　　　　　　　著　者

付録図表

　付録の図および表は本書を読むにあたり、体成分の測定値の正常値と体全体を理解するための参考に掲載したものである。読者諸氏は各章に該当する箇所をめくって参考にしながら読んで頂きたい。なお、図は馬場ら（1995）、吉川ら（1991）、ディートリクス（1996）を参考にしたものである。

付録表1 人間ドック検査の正常範囲（参考値）

検査項目		正常範囲
身体計測	BMI	$20\sim24$ kg/m²
	体脂肪率	男性：$14\sim24.9\%$　女性：$17\sim29.9\%$
眼科	眼圧	$6\sim19$ mmHg
聴力	1,000 Hz	30 db 以下
	4,000 Hz	40 db 以下
循環器	血圧	最大 139 mmHg 以下
		最小 89 mmHg 以下
脂肪代謝	総コレステロール	$150\sim199$　　50歳以上女性：$150\sim219$ mg/dl
	HDL-C	40 mg/dl 以上
	中性脂肪	149 mg/dl 以下
	UDL-C	119 mg/dl 以下
呼吸器	肺活量	80％以上
	1秒率	70％以上
腎機能	尿素窒素	20.0 mg/dl 以下
	クレアチニン	1.3 mg/dl 以下
	尿蛋白・潜血	$(-)(\pm)$
	尿 pH	$4.5\sim7.0$
	尿比重	男性：1.053 以下　　女性：1.047 以下
膵機能	尿中アミラーゼ	$120\sim2,200$ IU/l
	血清アミラーゼ	243 IU/l 以下
糖尿病	尿糖	$(-)$
	空腹時血糖	$70\sim109$ mg/dl
	グリコヘモグロビン	5.6％未満
肝機能	血清総蛋白	$6.3\sim8.0$ g/dl
	アルブミン	$3.6\sim4.5$ g/dl
	A/G	$0.9\sim1.8$
	GOT	$10\sim44$ IU/l
	GPT	$6\sim49$ IU/l
	γ-GTP	59 IU/l 以下
	LDH	430 IU/l 以下
	ALP	240 IU/l 以下
	LAP	$19\sim69$ IU/l
	コリンエステラーゼ	$203\sim460$ IU/l
	総ビリルビン	1.2 mg/dl 以下
	尿ウロビリノーゲン	$(\pm)$
	TTT	8.0 k-U 以下
	ZTT	17.0 k-U 以下
血液学	赤血球数	男性：$420\sim649$　　女性：$370\sim649$ 万個/mm
	血色素量	男性：13.5 以上　　女性：11.5 g/dl 以上
	ヘマトクリット値	男性：39.0 以上　　女性：32.5％以上
	MCV	$83\sim93$ fl
	MCH	$27\sim32$ pg
	MCHC	$32\sim36\%$
	血小板数	$16\sim43$ 万個/mm
	白血球数	$4,000\sim9,000$ 個/mm
	血液像　好中球	$40\sim70\%$
	好酸球	$0\sim10\%$
	好塩基球	$0\sim5\%$
	単球	$3\sim10\%$
	リンパ球	$27\sim44\%$
その他	尿酸	7.0 mg/dl 以下
	CPK	男性：$43\sim272$　　女性：$30\sim165$ IU/l
	PSA	2.9 ng/ml 以下

付録 175

付録図1 体表の区分

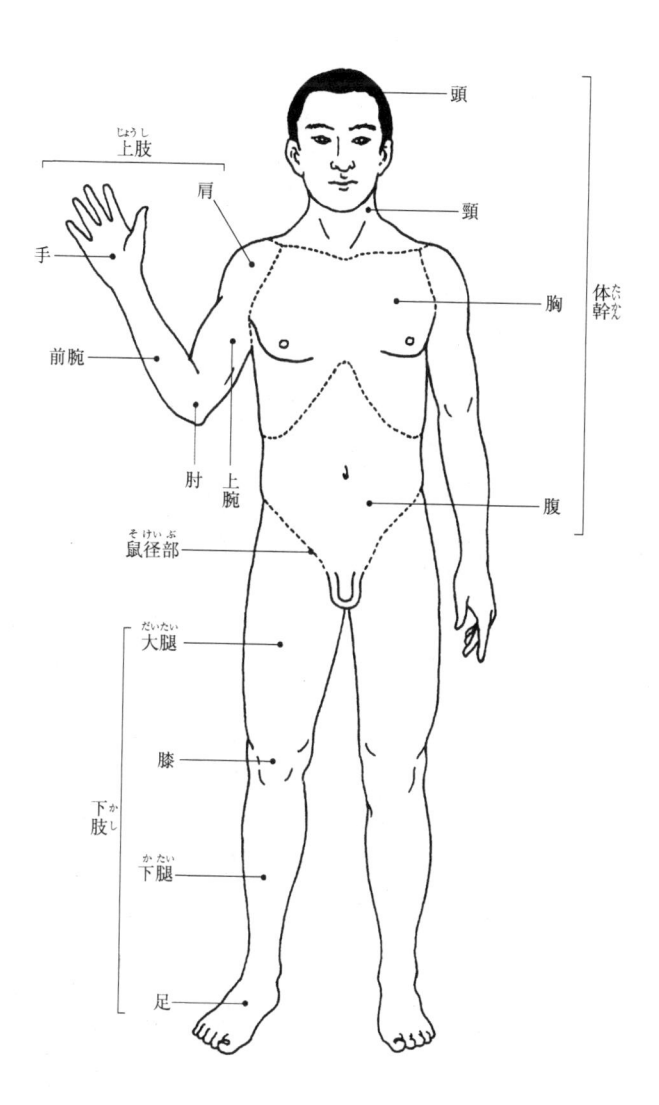

付録図2　全身の骨格

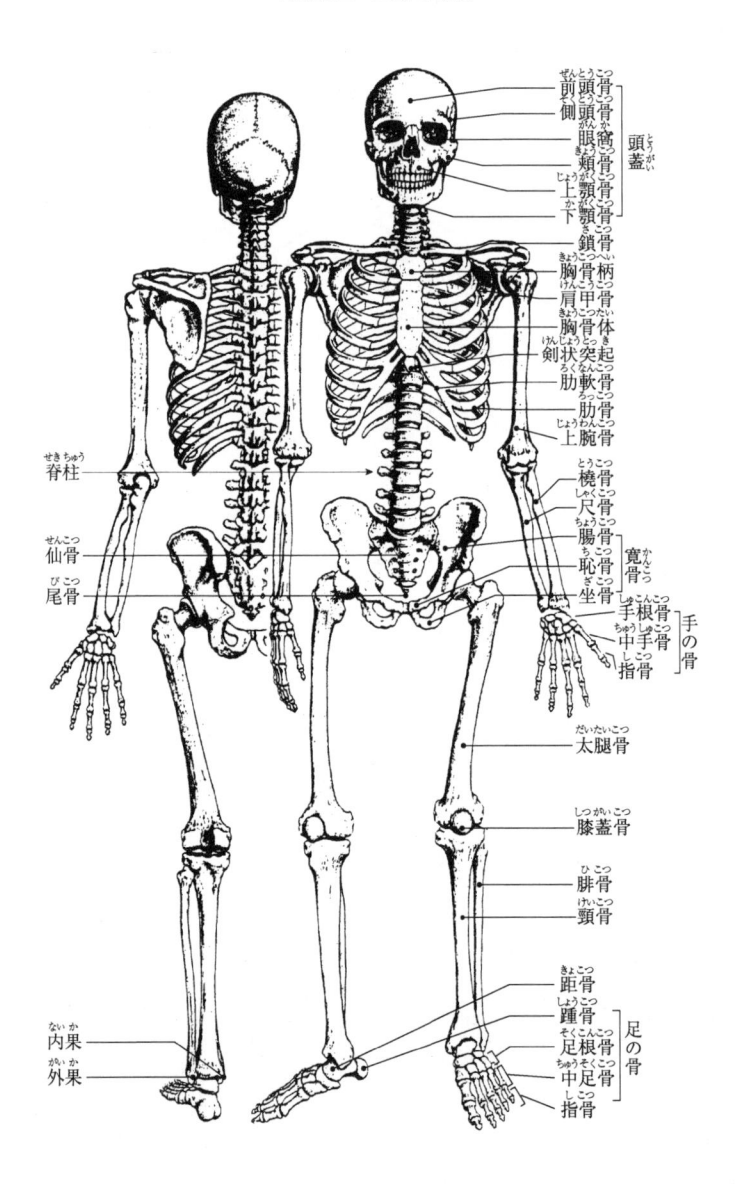

付録 *177*

付録図3 体表近くの主な筋

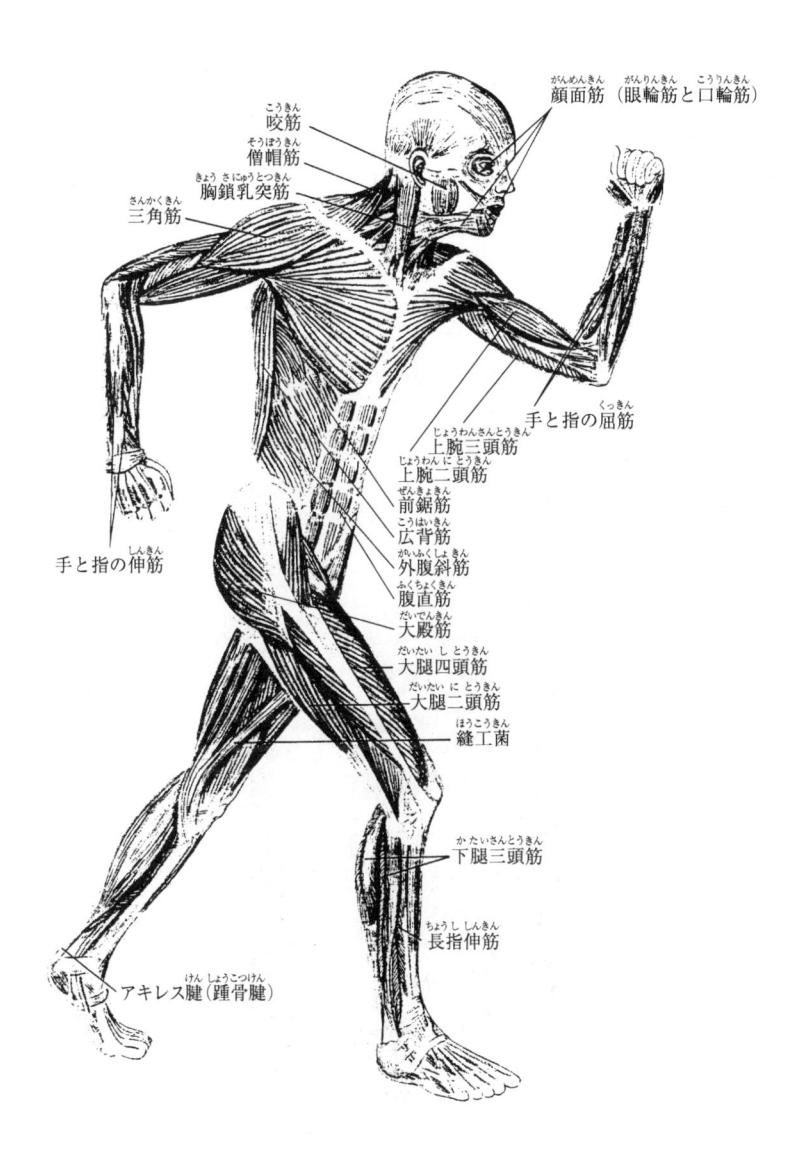

付録図4　胸腹部の内臓

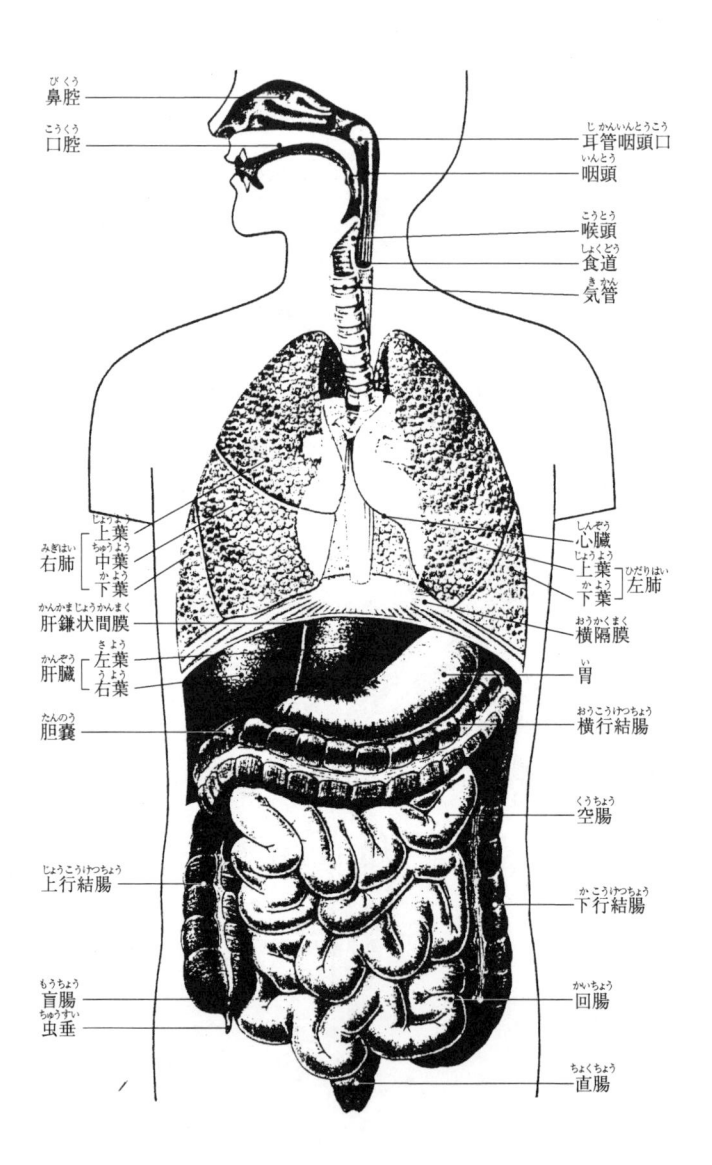

付　録　179

付録図5　全身の動脈と静脈

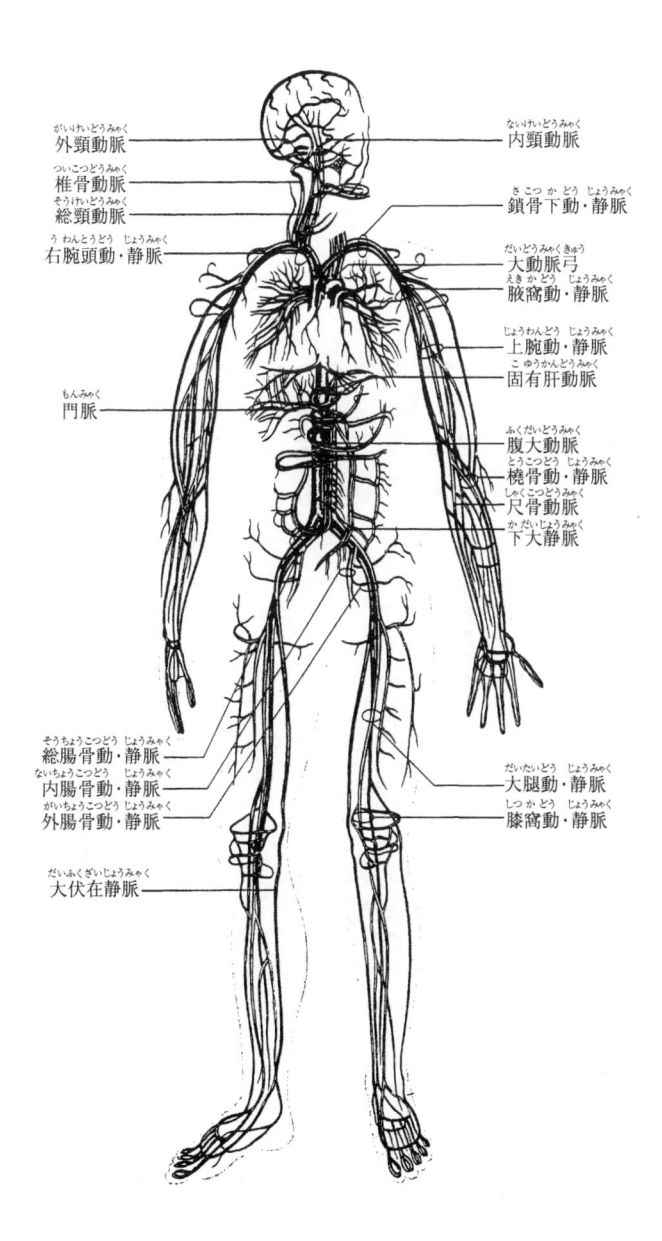

外頸動脈 / 内頸動脈
椎骨動脈
総頸動脈 / 鎖骨下動・静脈
右腕頭動・静脈 / 大動脈弓
腋窩動・静脈
上腕動・静脈
固有肝動脈
門脈
腹大動脈
橈骨動・静脈
尺骨動脈
下大静脈
総腸骨動・静脈
内腸骨動・静脈 / 大腿動・静脈
外腸骨動・静脈 / 膝窩動・静脈
大伏在静脈

付録図6 心臓から出て全身に行きわたる血液の流れ

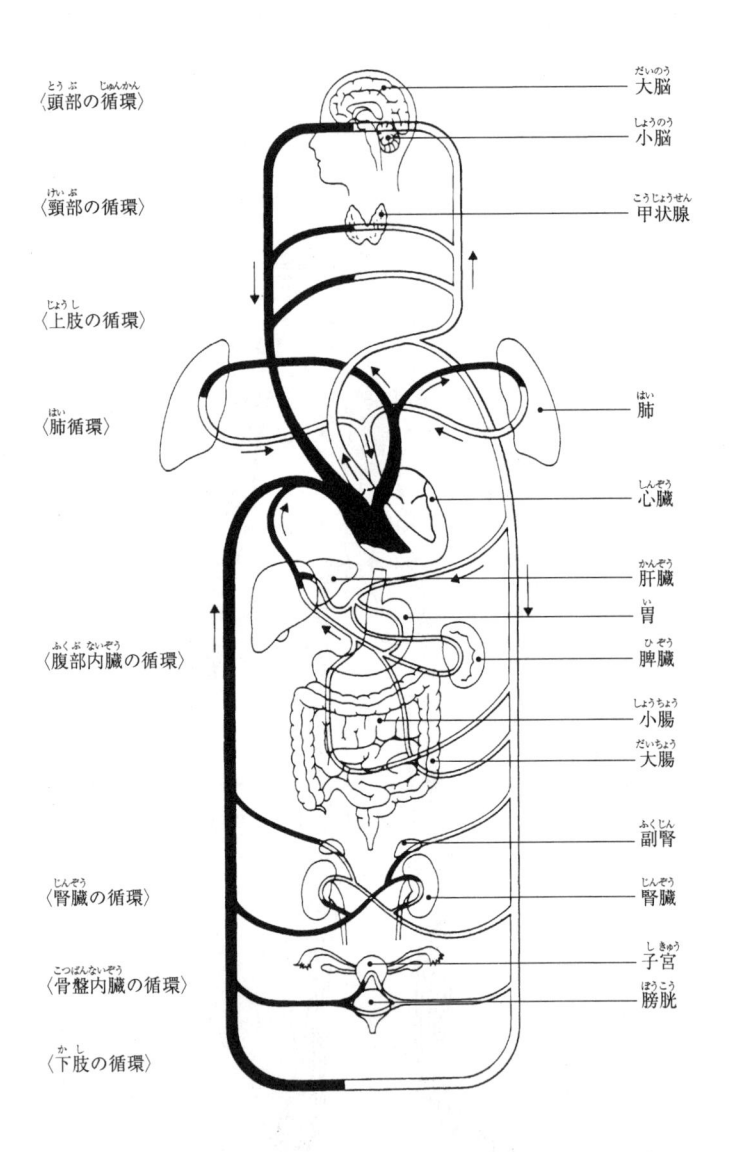

付録 181

付録図7 神経系の概略

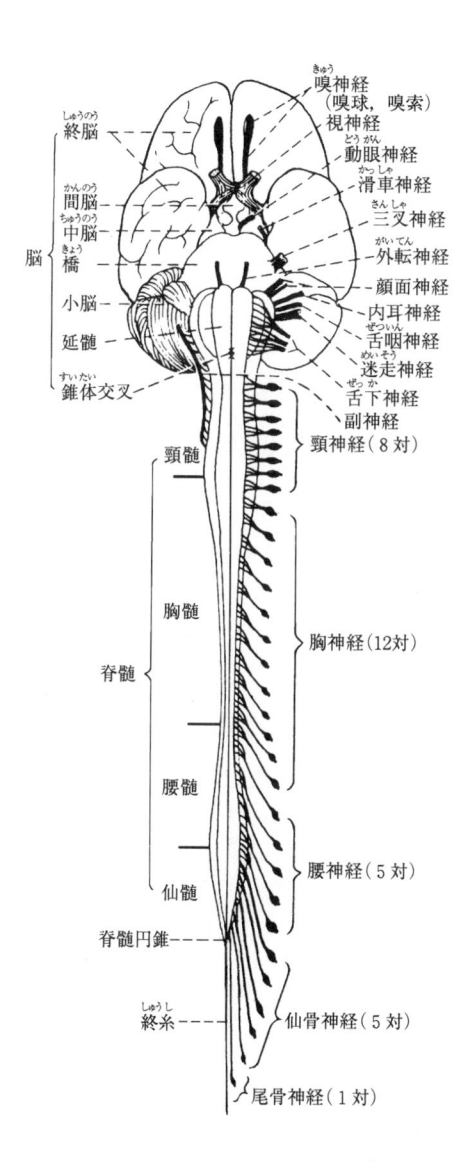

■著者略歴

杉田　昭栄（すぎた　しょうえい）
1952年生まれ
1978年　宇都宮大学大学院農学研究科修了
1982年　千葉大学大学院医学研究科修了
　学位　医学博士（1982年　千葉大学）
　　　　農学博士（1991年　東京大学）
1982年　千葉大学医学部助手
1991年　宇都宮大学助教授農学部
1996年　宇都宮大学教授、現在に至る
　　　　東京農工大学連合農学研究科教授併任
　上期間中　1986～1988年
　　　　　　アメリカ合衆国インディアナ大学に留学
学会活動等
　　日本解剖学会（学術評議員、1994～）
　　日本獣医学会（評議員、1997～）
　　日本畜産学会（編集委員、1996～2001）
　　日本実験動物学会（評議員、2000～）
　　ヒトと動物の関係学会（評議員、1995～）
　　日本神経科学会

著書
　1）獣医組織学、獣医解剖学会編（分担）、学窓社、東京、1999
　2）カラスとかしこく付き合う法、草思社、東京、2002
　3）21世紀生命科学・バイオテクノロジー・最前線（分担）、東京教育情報センター、東京、2003
論文
　動物や人の脳神経とその構造、視覚機能に関する論文など多数

体の中の小宇宙 ―命をみつめる―

2001年6月20日　初版第1刷発行
2003年5月30日　初版第2刷発行

■著　者────杉田　昭栄
■発行者────佐藤　正男
■発行所────株式会社 大学教育出版
　　　　　　　〒700-0953　岡山市西市855-4
　　　　　　　電話 (086)244-1268　FAX (086)246-0294
■印刷所────互恵印刷㈱
■製本所────日宝綜合製本㈱
■装　丁────ティー・ボーンデザイン事務所

© Shoei Sugita 2001, Printed in Japan
検印省略　落丁・乱丁本はお取り替えいたします
無断で本書の一部または全部の複写・複製を禁じます

ISBN4-88730-434-X